选对膏方
调好体质

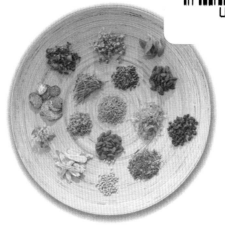

编者
成颜琦 方泓
洪毓嬬 黄伟玲
黄小平 孙鼎
王丽新 吴雨沁
张苏贤 张天嵩

人民卫生出版社

图书在版编目（CIP）数据

选对膏方，调好体质 / 吴银根，唐斌擎主编. -- 北京：人民卫生出版社，2018

ISBN 978-7-117-26205-7

Ⅰ.①选… Ⅱ.①吴… ②唐… Ⅲ.①膏剂－方书－中国 Ⅳ.①R289.6

中国版本图书馆 CIP 数据核字（2018）第 040603 号

| 人卫智网 | www.ipmph.com | 医学教育、学术、考试、健康，购书智慧智能综合服务平台 |
| 人卫官网 | www.pmph.com | 人卫官方资讯发布平台 |

选对膏方，调好体质

主　　编：吴银根　唐斌擎
出版发行：人民卫生出版社（中继线 010-59780011）
地　　址：北京市朝阳区潘家园南里 19 号
邮　　编：100021
E - mail：pmph @ pmph.com
购书热线：010-59787592　010-59787584　010-65264830
印　　刷：北京顶佳世纪印刷有限公司
经　　销：新华书店
开　　本：889×1194　1/32　印张：6
字　　数：106 千字
版　　次：2018 年 5 月第 1 版　2018 年 5 月第 1 版第 1 次印刷
标准书号：ISBN 978-7-117-26205-7/R·26206
定　　价：39.00 元

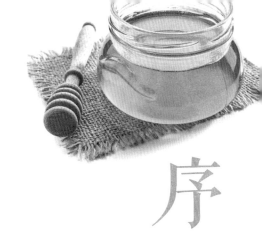

序

　　膏方是中医调治疾病、预防保健、养生延年的一种有效方法，在临床实践中发挥着重要的作用。近年来，在学术团体、中医机构和专业中医师的推动下，膏方的发展如火如荼，随着膏方的使用范围不断扩大，从传统的江浙地区向全国开始辐射，呈现出欣欣向荣的发展势头。膏方的受众越来越多，人们从膏方的治疗保健中收到了诸多的益处，对膏方的认可程度也日益提高。

　　但是，在总体良好有序的发展过程中也有一些误区和乱象，最突出的就是大众对膏方的一些基本概念还不是很了解，很多情况下只是通过广告宣传、亲友介绍等途径接受膏方保健。而对于膏方具体是什么，它能够起到什么作用，自身是不是适合膏方养生保健等问题，还没有明确的认识。究其原因，还是对于膏方的科普工作没有到位，人民群众缺少从专业人士那里得到相关知识的有效途径。

　　上海中医药大学附属龙华医院吴银根教授和唐斌擎博士长期致力于中医药膏方的临床与研究，已有编著多部膏

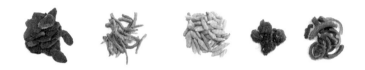

方专著。本书从专业的角度向大众介绍膏方的知识，在一定程度上弥补了科普的缺位，是一件非常有意义的工作。本书抓住中医体质这一关键问题，介绍常见体质的辨识和一些日常生活中常见的症状如体虚易感、疲乏、腹泻、便秘相应的膏方养生方法，不涉及具体的疾病，使民众阅读后能够对自身的情况有比较准确的判断，从而能正确地选用合适的膏方进行保健。书中还介绍了膏方的一些基本概念、疗效优势以及家庭中自制膏方的具体方法，有很强的实用性和可操作性。全书言简意赅、通俗易懂。

由于中医理论体系与现代科学体系有很大的差异，在长期的认识中又被神秘化，所以相比其他学科的科普，中医的科普工作任重道远。希望今后有更多的优秀的中医科普著作问世，这将对促进我国全民健康，进一步提高人民生活质量有重大意义！

（上海中医药大学专家委员会主任、
中华中医药学会膏方分会顾问）

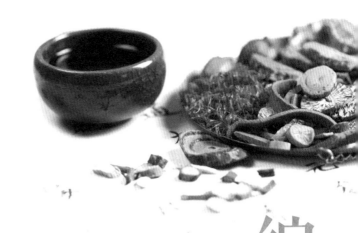

编者的话

　　体质很大程度上决定了一个人的健康状态、生活质量、易患疾病以及对药物的反应。比如说虚寒体质的人容易怕冷，冬天要比别人穿得多，而且穿得多四肢还是会冰冷，如果着凉了就比一般人更容易出现感冒、咳嗽、哮喘、腹泻等问题。所以说日常的养生调摄应从体质入手，调整体质才是"治本之道"。中医养生是非常重视体质的，很早就提出了"阴脏人""阳脏人"的概念，应该说这是中医对人体体质最基本的认识和分类。调整体质的方法有很多，我们在实践中发现膏方能够容纳更多的药物，而且培补根本的药物较多（有些药物在平时处方中受各种限制很少应用），所以能够较好地调整人体体质失衡中的寒热虚实等矛盾，再加之其服用方便、口感较好、便于储存和携带，一直以来受到广大民众的欢迎，其优势是非常明显的。

我们常说最了解你的人是你自己，所以如果能够把深奥复杂的中医体质理论知识用通俗易懂的文字介绍给大家，大家结合对自身状态的感知，一定有助于把握自身体质情况，从而选择相应的膏方进行调养保健，从而取得比较好的效果。当然，如果您的体质较为复杂，所处的疾病状态也比较严重，可能自己不容易判断，这时还是需要咨询专业中医师，在其指导下进行相关调养。

在您开始阅读本书内容前，需要先对以下几个问题有清晰的认识。

一、养生和治疗的区别

治疗主要针对的是疾病状态，而养生主要是避免人体进入疾病状态。就拿感冒这个最常见的疾病来说，如果因为着凉引起头痛、发热、咽痛、咳嗽，查清病源，进行针对性用药即可，这就是治疗；但是如果经常容易感冒发热的话，那么就不是一次治疗能够解决的，这需要平时养生来调整经常容易感冒的体质才能解决问题。所以说治疗是

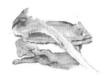

直接的，而养生是间接的，养生的效果没有治疗这么直接明显，但却是深入根本的。这就是清代名医吴鞠通说的"治外感如将，兵贵神速，机圆法活，祛邪务尽，善后务细。盖早平一日，则人少受一日之害。治内伤如相，坐镇从容，神机默运，无功可言，无德可见，而人登寿域。"

二、养生和治疗不能互相替代

正是因为养生和治疗有这样的区别，所以它们之间应该是相互补充的关系，而不应有失偏颇。我们临床上经常见到有些患者受一些误导或自己理解上的偏差，对各种养生方法特别重视，执行起来非常认真，但对正规的治疗却不重视、不认真，甚至有的认为养生了就不需要治疗了，这些想法都是不科学的。只有优势互补，才能取得更好的效果。

三、养生的基础是健康的生活方式

健康的生活方式是治疗和养生的基石，脱离了这个基

础，所有的养生都是空中楼阁。有些人觉得经常熬夜、抽烟、喝酒会伤肝伤胃，需要调养一下，但却一边吃着"补药"，一边继续不健康的生活方式，这是舍本而求末。其实我们很多不正常的体质状态或者疾病都是和生活方式密切相关的，所以不健康的生活方式既是直接的病因又是产生疾病的"温床"。只有在改善生活方式的前提下，配合膏方养生才能事半功倍。

四、人体对中药的反应有个体差异

人体是一个复杂的系统，对药物的反应有个体差异性。一般来说最容易出现问题的是整张处方太偏寒凉或温热。过于寒凉的表现是食后胃寒、胃痛、腹痛、腹泻，或自汗；过于温热的表现是发生口腔溃疡、牙龈肿痛、口干咽干、自觉燥热、失眠、便秘。此时可以减少相应药味的剂量或去掉过热过寒的药物。如果服后皮肤出现红疹、瘙痒，可能是对其中某些药物成分过敏，须立即停服。一般容易皮肤过敏的人群尽量避免使用虫类药物，如蜈蚣、全蝎、地龙、土鳖虫等。

目录

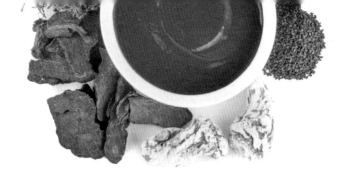

上册

揭开膏方的
神秘面纱

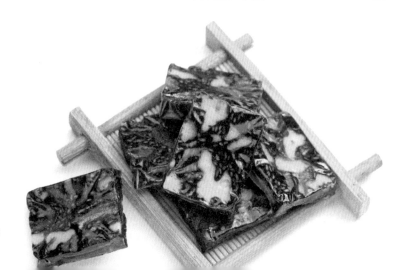

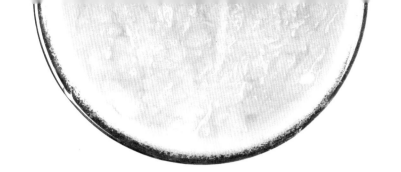

专家手把手教你
选对膏方

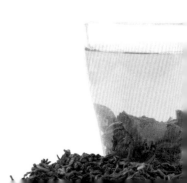

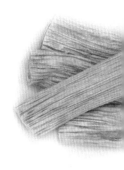
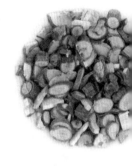
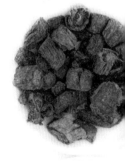
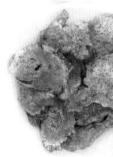

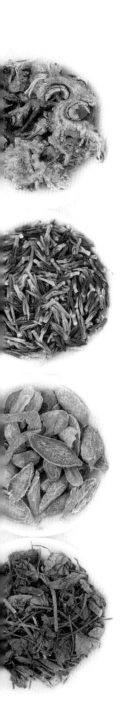

揭开膏方的
神秘面纱

话题一　什么是膏方？

　　"膏"是中医一种传统的剂型（中医有丸、散、膏、丹四大传统剂型），既可内服，也可外用（比如外科、伤科常用的外涂、敷贴的膏药）。其特点就是将药物（或加入赋形剂）反复煎熬成半固体状的黏稠物。如古代方书《小品方》记载的单地黄煎、《太平圣惠方》记载的黄精膏等。当然这需要所选药物本身含有比较丰富黏稠的汁液才能制成，一般的草药很难单独成膏，需要加入赋形剂才行。常用的有动物脂肪、蜂蜜、各种胶类药材，古方中以脂肪和蜂蜜作为收膏的赋形剂最为常见，而不像现代多用

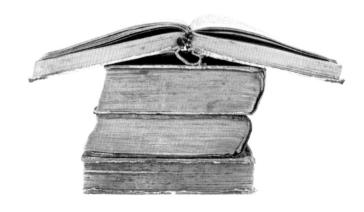

阿胶等动物胶类。阿胶因为功效较为显著，应用面也很广，收膏的效果又十分理想，所以成为现代膏方中最常用、最重要的一味药物，以至于现在大家只要一提到膏方就会想到阿胶，其实还有很多可以成膏的方法。

由于"膏"这种剂型服用方便，口感较好，药效虽不强烈但缓慢而持久，所以特别适合一些慢性病或者急病过后恢复期的调理。这样的用法在中医古籍记载的医案中是非常常见的。明清时，江南经济较为富庶，民众重视养生保健，于是在中医"冬藏精"的理论指导下把这一剂型应用到冬令进补中，基本形成了我们现代的膏方。

膏方按加工方式，可分为成方膏方和定制膏方。

成方膏方，是现成的处方，可以批量大规模的生产。因其多源于常见体质、病种的有效验方，组成常较简单，适用人群较广泛。

定制膏方，是由医师根据患者体质情况、疾病特点和发病倾向等多种因素综合考虑后辨证处方，单独加工制成，一人一方。因此针对性较强，用药数量较多，药效较全面，常用来调治较复杂的体质和病症。如果按加入辅料的不同，可分为素膏和荤膏。

①素膏：一般不使用动物类药，在收膏时加入蜜、糖辅料，或加入地黄、女贞子、生梨熬成膏。

②荤膏：在收膏时加入了阿胶、龟甲胶、鳖甲胶或鹿角胶等动物类胶质收膏。

再有按药物组成还可分为单方膏方、复方膏方。

单方膏方：是指单味药制剂，单方膏方药物组成简单，常针对某种单一病症所制，功专而效宏，如益母草膏、夏枯草膏等。

复方膏方：针对复杂体质和病症而设，其药物组成较多，有的多达30余种，功效较为全面。本书主要介绍定制膏方和复方膏方。

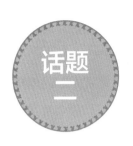

话题
二

今非昔比的膏方

膏方在很多民众的头脑中就是一种滋补品，每到冬令进补时节便会想起吃膏方强壮滋补身体，除此之外，并不觉得有什么其他益处。确实，在古时候，甚至民国至建国初期，膏方的主要作用是局限于进补，常用的处方也不外乎八珍汤、十全大补汤、左归丸、右归丸等中医传统补益方剂。也有自行购置阿胶烊化后和上黑芝麻、核桃、大枣等服用一冬这样比较简易的进补。

然而，在 20 世纪 80 年代中后期，上海及江浙地区一些知名的中医院相继开设冬令膏方的专设门诊。在实践中尝试用膏方来治疗一些慢性病以及容易反复发作的疾病，发现膏方对这类疾病的控制和预防复发有非常好的疗效，比平时的汤药和煎剂疗效更加显著。从中医的理论来分析，这些疾病的主要病根是人体正气、精气虚损，气血阴阳失衡，在体内产生了痰、湿、瘀、浊等邪气邪毒，所以，调理这种情况的膏方都是扶正与祛邪并举，而扶正补益的药物又比一般汤药中的作用更强劲一些，因此能够取得较好的疗效。近代著名中医学家秦伯未老先生曾说过，"膏方非单纯补剂，乃包含救偏却病之义。"以前把膏方只当作进补保健品真是"大材小用"了，如今膏方的使用范围已得到大大地拓展，作为主要方法或者辅助手段可以解决从一般养生保健到体质调整、疾病控制与缓解、预防复发等一系列健康问题。

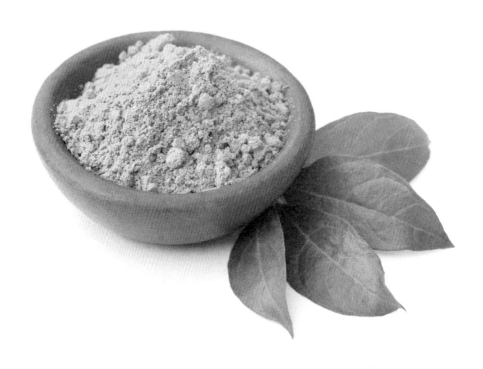

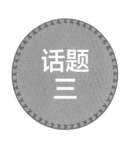

膏方能给我的身体带来什么变化？

1. 调整机体的阴阳平衡

为什么有的人三九天也只穿一件单衣，而有的人三伏天却连空调都不敢吹呢？原来这就是人体内最重要的一对"好朋友"在互相较劲呢。用中医学的术语来说就是"阴"和"阳"。你可以理解为"阴"就是"冰箱"，负责降温；"阳"就是"火炉"，负责加热。一般正常的人体这对好朋友可以和平相处，使人体处在一个平衡的状态，保持恒温，即使暑热冬寒也可以通过各种方法调节而不至于出现过冷过热的感觉。但是对某些人来说，天生炉火太旺，或者冰箱制冷能力不足导致"阳"气偏盛，出现特别怕热、容易出汗、烦躁、上火（比如牙龈红肿、口腔溃疡、眼睛干涩）等不适。而冰箱制冷太厉害或者炉火燃料不足则导致"阴"气偏盛，产生怕冷、不能吃生冷食物、容易腹痛腹泻、夜尿频等症状。对于这种身体的失衡，膏方可以有效地调节，通过中药饮片中的温阳药如肉桂、附子（相当于给火炉鼓风加柴火），降火药如知母、黄柏（好比向很旺的火炉中浇水），滋阴药物如生地黄、麦冬（直接给冰箱加点冰块）等方法来调节。此外，膏方中常用的动物胶类药材也有很好的调节作用，如阿胶偏温一些，鹿角胶温性更大一点，龟甲胶、鳖甲胶则是偏凉的。通过不同的配比可以有效地调节"阴阳"这对朋友，达到人体最根本的平衡。

2. 增强人体抵抗力

《红楼梦》里的林妹妹弱不禁风，冷不得热不得，这可不是曹雪芹夸张，现实生活中确实有这样体弱的人，而且也不算少见。有的人看上去体格还算健壮，但是每年感冒次数明显比别人多，特别容易被传染，只要周围的人有什么风吹草动他必然"中奖"；而且得了感冒也不容易恢复，往往要拖很久。当然，有一部分是因为疾病影响，比如哮喘、慢性阻塞性肺疾病、各类慢性肾病、血液病的病人容易感冒，也有的是因为长期服用糖皮质激素、免疫抑制剂的关系导致免疫功能低下。这些情况都可以通过服用膏方来增加自身防御外邪的能力。这方面膏方相对其他一些增强免疫的疗法有非常明显的优势。我们在临床实践中发现经过服用膏方，一般当年就能明显减少感冒次数。这对于一些伴有基础疾病的患者是很有帮助的，因为感冒往往是诱发或者是加重这些疾病的首要元凶。

3. 改善亚健康状态

现在来中医内科门诊要求进行中药调理的中青年人越来越多了，而且症状大体相似，主要为疲劳乏力、劳累后恢复缓慢、腰酸、容易出汗、四肢不温、睡眠质量差、记忆力下降、容易烦躁生气等症候群。但是经过各种化验仪器检查，结果却都是正常的，这到底是什么情况呢？其实这就是我们常说的亚健康。由于都市工作生活的节奏比较快，各方面的压力也较大，对于那些适应力、抗压力相对较差的人群来说就容易产生各种躯体不适。从中医角度来看并不是人体的脏腑发生实质性的病变（所以各项检查都是正常的），而是脏腑之间的功能协调出了问题，不能各司其职保证人体这台机器正常运作。比如疲乏劳累、不易恢复就是脾和肾的问题；睡眠质量差、情绪不稳定则是心和肝的问题。五脏之间是有非常复杂的联系的，所以一个脏器的问题会对其他脏器产生连锁的影响。而膏方的药物组成比较丰富，可以比较全面综合地调整这些脏腑或脏腑间出现的问题，从而使脏腑间的功能恢复协调，帮助我们走出亚健康状态的阴影。

4. 控制缓解慢性疾病的症状

在目前的医疗条件下，有很多疾病是无法治愈的，医学能达到的最理想的状态就是临床控制，也就是尽量把疾病对人体的不利影响控制在最小限度，比如像哮喘、支气管扩张等。还有很多疾病虽然可以治愈，但在身体机能低下或生活中饮食起居不注意的情况下就会容易复发，比如尿路感染，尤其在中老年妇女人群中反复发作的尿路感染非常多，严重影响生活质量。从中医角度来看，这些都是人体的正气不足、精气亏损，不能抵抗、清除入侵的病邪或者是体内产生的废物无法正常代谢而导致"正气"和"邪气"在体内相持不下形成慢性化、迁延化的过程。填精扶正是膏方的一大作用优势，可以稳步地提高人体正气的力量，使正邪的平衡向正气一方倾斜，使一些慢性病、易复发的疾病得到有效的缓解，减少反复发作的频率和程度。

5. 美容养颜

　　人的面色主要受体内阴血的影响，阴血充盛则面色红润有光泽，反之则出现苍白、萎黄、灰暗等改变。阴血是一种难于产生而容易消耗的物质，人过中年以后这种现象则更明显，所以《黄帝内经》中说："年四十而阴气自半"（四十岁时人体的阴气已损耗过半了）。生活当中劳心劳神的事情尤其会暗耗阴血。对于女性来说更容易耗伤阴血，因为月经、妊娠、分娩、哺乳都消耗阴血。膏方中主要胶类——阿胶即是一味补血养血的要药，再配合其他中药饮片组成的四物汤、黄芪补血汤等生血养血的名方，可以明显改善人体的气色，给人一个更加健康朝气的形象，同时也提升自信。

6. 延缓衰老

人的衰老不可避免，就像油灯里的油慢慢耗尽，灯火也就慢慢熄灭了一样。人体里的灯油，中医有个专门称呼叫"天癸"，它控制调节人的生、长、壮、老。它来源于父母，所以又称为先天之精，藏在肾中。在整个生命过程中，通过吸取饮食中的精华不断地使其保持充盈。而当年老后，一方面脾胃消化吸收功能下降，一方面其本身的消耗也在加快，因而发生明显的衰竭，这就是为什么老年人的各项机能都退化得很快、很明显。问题主要出在肾精上，所以这时候就需要引入、补充外源性的精华来尽量延缓天癸的耗竭速度。膏方中使用的很多动物类药材，如阿胶、龟甲、鹿茸、鹿角胶、海马、蛤蚧等，中医称为"血肉有情之品"，比一般的植物药有更好的补益填精的作用，从而能够延缓衰老过程，改善衰老过程中的生活质量。

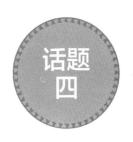

吃还是不吃？

　　"吃还是不吃？"这是个问题。每年膏方季开始前的一些义务咨询中，这个问题是最常被问到的。膏方作为一种养生保健的手段可以说没有什么绝对的禁忌证，大多数人群都可以服用膏方进行养生保健、祛病延年，但是确实有一些情况下不适合服用膏方（比如疾病处于急性发作的阶段），或者服用膏方的意义不大（比如各类疾病的终末期）。膏方主要的适用情况基本就是话题三提到的这几大类人群，下面我们就把不适合的情况都罗列一下，方便您参照自己的情况进行选择。

　　1. 各类疾病的急性发作期，加重期。

　　2. 儿童、孕期妇女无明显病症者。

　　3. 体内湿邪较重者。

　　4. 进食困难者。

　　5. 消化吸收障碍者。

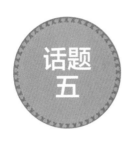

话题五 膏方的服用季节

　　一般认为膏方适宜于冬季服用（传统上从冬至开始服用到春节或立春前），跨度约 1 个半月左右。这是由于经典的中医理论认为人体的机能随着四季气候的变化而表现出不同的生理状态，中医养生最重要的一个观念就是人要顺应气候的变化进行自身的保养，通俗的讲就是什么时候就应该干什么事情，例如夏天天热就是要让身体出些

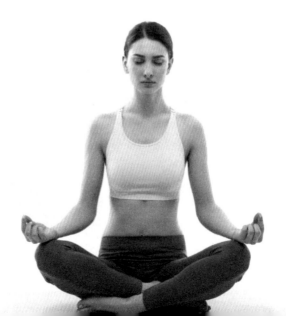

汗，发散体内的阳气，而不是长时间躲在空调环境中使阳气郁积在体内；冬天天冷就应该加强保暖，而不要为了漂亮穿着单薄损伤阳气。这就是《黄帝内经》里告诉我们的要"春夏养阳，秋冬养阴。"冬季气候寒冷，有利于物质的储存，所以对于人体来说这时候也是处于一种封藏的状态，此时进补也就特别有利于补益药物的吸收，我们称之为"填精"，就是补养人体的精气，这就是为什么一般我们选择在冬季服用膏方。当然这也和以前的存储条件有关，以前由于没有冰箱，冬季制作膏方不容易变质腐坏。

以上讲的是针对一般的养生保健、延年益寿所适用的原则。但是如果是因为慢性疾病的调养、体质的调整、手术后的康复则可以随时进行膏方调养。比如一些疾病容易在秋冬季发作，很多肺部的疾病如感冒、支气管炎、哮喘等，则可以在初秋天气转凉就开始服用膏方，立春后乍暖还寒时候也可以服用，这样其实更有利于症状的预防和控制。盛夏季节潮湿闷热，不太适合家庭自行服用膏方调养，因为这时湿气较重，妨碍吸收，往往容易适得其反（如果有特殊需要的话应当求治于专业中医机构，目前有些中医院开设夏季膏方门诊）。

另外，中国幅员辽阔，南北气候差异很大，也应该根据当地实际的气候特点选择合适的时机。

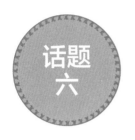

话题六　什么是"开路方"

传统的膏方以进补为主要目的，所以药物以补益之品占多，从药性上看都属于比较滋腻的药物。对于这种药物的吸收需要正常的脾胃运化吸收功能，而且体内不能有湿浊之邪气。否则将影响药物的吸收，影响疗效，甚至还会出现腹胀胸闷等副作用，适得其反。前一点比较好判断，一般日常饮食正常的脾胃功能就是基本正常，在服用膏方时一般不会出现消化方面的问题。

怎么判断体内是否有"湿"呢？

一般我们需要注意自己是否有容易腹胀、满闷、食油腻或黏腻（如糯米类）则不适、肢体困重、口臭、大便稀或黏而不爽、痰多、舌苔厚等情况，如有则表明体内有湿。

这时就需要服用健脾开胃、化湿理气的中药作为先导，先把脾胃功能调整好，将湿邪去除，为膏方补益创建一个很好的环境，所以称为"开路方"。最常用的就是以香砂六君子汤为代表的一类方剂，在膏方服用之前连续服用一到两周。

但是，如果是慢性疾病或体质调理时，这时膏方药物的组成则不能单纯用补益滋腻的药物，而是既有滋养填精的药物，也有祛除邪气的药物，这样补泻兼用一般不会引起不良反应。如不放心，可在配方中加入鸡内金、砂仁、山楂、麦芽、藿香、木香、白豆蔻等健脾理气化湿的药物。

另外，现代人的饮食结构也和以前有很大不同，以前是以碳水化合物（粮食）为主，如今日常饮食中就经常摄入蛋白质和脂肪，所以一进补就容易产生脾胃不适，需要服用开路方引导。

膏方如何服用

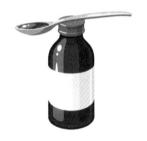

一般每天服用两次，每次30克左右（相当于满满的一调羹），用少量温开水化开后服用。饭后1小时服用。

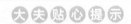
大夫贴心提示

注意取膏方的用具在每次取药之前应用开水烫过，晾干之后再用。因为如果家中没有分装条件，取药用具处理不当，容易滋生细菌使整罐膏方变质。

对于初次服用膏方，或者是脾胃功能较弱虽然经开路方调理的，在最初一周可每天只服用一次，使消化系统慢慢地适应，如无不适再增至每天两次。如若增加次数后感觉不适，那维持每天一次的剂量也是可以的。

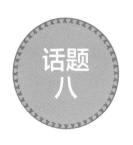

话题八 服用膏方时需要特别忌口吗？

服用膏方期间是否需要特别的饮食禁忌，也就是常说的"忌口"，是我们经常会碰到的问题。很多人也确实比较纠结这个问题，因为总是怕名贵药材熬成的膏方由于自己的饮食不注意而影响疗效，造成浪费。其实大可不必担心，一般来说如果是以调养、养生为目的的膏方不必因此而特别去改变原有的饮食结构和习惯。当然，还是提倡健康的饮食方式。

至于一些特殊的食物，例如萝卜、茶叶、绿豆等，大家都比较关心是不是对膏方的服用有什么影响。

首先说萝卜，大多数认为膏方中有人参等补气药，而萝卜能抵消人参的功效。这其实是一个口口相传多年的讹误。正确的说法是人参等补气药一般不宜与莱菔子（萝卜籽）同时服用，因为莱菔子的作用是破气，与人参的补气不宜同时服用，而萝卜只有理气的作用，不会影响到补气药的作用。

再说茶叶，一般认为其中含有鞣酸，具有收敛作用，会影响蛋白质的吸收，所以对于含蛋白质成分较多的中药如山药、阿胶不宜同时服用。只要不饮用太浓的茶叶，不要与膏方一起吃或间隔时间较短即可避免这种影响，并不是说整个服用膏方期间都不能喝茶。

至于绿豆，《本草纲目》说它可以"解一切草药、金石诸毒"，所以它是有一定解药毒作用的，即对抗药物的毒副作用，而不会降低药物的功效。况且，一般膏方中所选用的药物都是平和之品，也没有绿豆的"用武之地"。

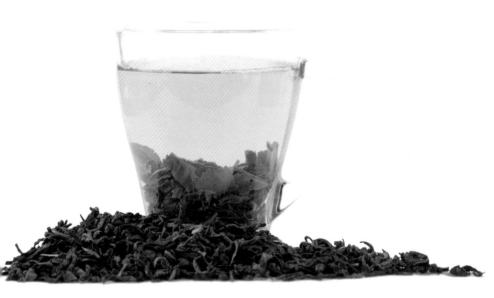

如果是慢性疾病服用保健膏方时，应该按照所患疾病的要求进行合理的饮食忌宜，比如咳嗽、哮喘等需要忌食海鲜等发物，心悸早搏需要忌食浓茶、咖啡等刺激性饮品。除此之外也不需特别禁忌。

大夫贴心提示

虽然中医有"药食同源"之说，但是在后来的发展中还是渐渐的有明确的分别，药物主要是治疗作用，食物主要是提供能量和营养，过分夸大食物的治疗功效是我们现在认识中的一个很大误区，这是不可取的。

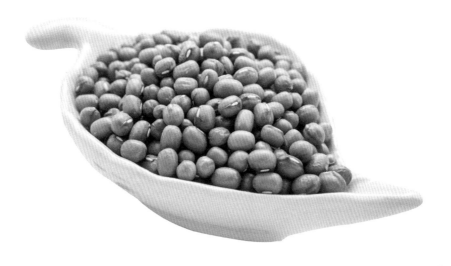

服用膏方时出现一些突发情况怎么办？

1. 出现鼻塞流涕、发热、咽痛等症状

考虑是感冒、上呼吸道感染，建议暂停服用膏方，先治疗感冒，上述症状消失后恢复服用膏方。

2. 出现腹部胀满、便秘，或便溏、腹泻等胃肠道症状

如与膏方无关，暂停服用膏方，寻找病因，治愈后再继续服用。

如是膏方所致，可能是因膏方中含滋腻碍胃性药物或膏方中过用寒凉药有关。暂停服用膏方，改服1~2周理气和胃消导药后，再少量服用，慢慢增加恢复常量。

如是膏方如果导致便秘，可适当减少膏方剂量，同时饮食中增加膳食纤维，多喝水或蜂蜜水，多吃蔬菜。若便秘仍顽固，则请医生针对性处理。

3. 出现齿浮口苦、鼻衄、面部升火、热性疮疡、红肿热痛、大便秘结等实热内盛表现

暂停服用膏方，先用中药调理，稳定后方可继续服用。或者将清热泻火、解毒通腑药煎好后放入膏方中一起服用。

4. 出现咳嗽痰多、胸闷气急等症状

暂停服用膏方，专科医师中药调理 1 ~ 2 周后，症状缓解后继续服用；或者把健脾化痰等药物煎好后放入膏方中一起服用；或者汤药和膏方同时、交替服用。

5. 出现皮肤瘙痒等症状

皮肤瘙痒与湿热、血虚、风邪等因素有关，此时应暂停服用膏方，针对病因进行治疗后再服用膏方。如膏方中有药物引起过敏，建议停服膏方。

6. 出汗

膏方中含有补气温阳的药物，可能导致服用后汗出明显，自汗或盗汗。建议暂停或少量服用膏方。

7. 突然妊娠（尤其是 3 个月之内者）

终止服用膏方，避免可能对胚胎造成影响。

8. 原有的慢性疾病急性发作

根据病情，咨询开方医生，建议暂停膏方或减量服用。

呼吸系统疾病中支气管扩张患者如出现咳嗽、咯痰加重，甚至出现咯血，暂停服用膏方，先用中药治疗；如合并感染可使用抗生素治疗，病情稳定后，再少量服用。

哮喘患者急性发作，加用解痉平喘药物控制，不需停服膏方。

原有心脑血管疾病患者出现急性脑梗死、急性冠脉综合征等建议暂停膏方，疾病稳定后再服用。

糖尿病患者血糖升高，建议寻找原因，如与膏方有关，可在专科医生指导下调整降糖药物，并增加运动。

话题 十

一般膏方的组成

1. 中药饮片

即平时常用的各种中草药，主要根据服用者的体质情况和症状表现选用，是体现膏方功用的主体。一般选用 20～30 味药为宜。

2. 细料

即作用功效比一般饮片更为显著，通常价格也较昂贵的药材。常用生晒参、西洋参、红参或野山参等人参类药物以及其他贵重药物，如羚羊角、鹿茸、紫河车、蛤蚧等贵重动物药；藏红花、三七粉等贵重植物药；冬虫夏草、灵芝等贵重菌类。

细料药一般不和饮片一同煎煮；而是另炖、另煎，最后在收膏时直接加入。也可研粉最后掺入成品中（但如果加工不能研成极细的粉末会影响口感）。膏方的细贵药材并非多多益善，而是随需要而选用，切勿多用滥用。

3. 胶类

在膏方药加工中常加入阿胶、龟甲胶、鳖甲胶、鹿角胶等动物胶类中药，它们不仅是补益的重要组成部分，而且有助于膏方制剂的固定成形。

胶类药物的正确选用，首先要明确胶类药物各自的功效；其次根据自身实际情况，辨证选用，如：

✳ 欲补肾阳、填肾精当选用鹿角胶。

✳ 滋补阴血当选阿胶。

✳ 养阴清虚热选鳖甲胶与龟甲胶。

一剂膏方胶的配伍量一般为 250～500 克，可以单用，也可几种胶合用。一些低糖或不加糖的膏方，可适当增加胶的配伍，以保证中药收膏成形的效果。

4. 辅料

辅料在膏方中起到辅助治疗和矫正味道的作用。主要是糖类，如冰糖、白糖、红糖、饴糖、蜂蜜等。

＊ 冰糖具有补中益气、和胃润肺、止咳化痰的功效。

＊ 白糖能润肺生津、补中缓急。

＊ 红糖具有益气补血、健脾暖胃、缓中止痛、活血化瘀的功效。

＊ 饴糖有缓中补虚、生津润燥的功效。

＊ 蜂蜜能调补脾胃、缓急止痛、润肺止咳、润肠通便、润肤生肌、解毒。

在开膏方时，可以根据各自的不同功效与自身的实际情况而选用。膏方配伍糖不仅能掩盖药物的苦味，使膏方易于服用；同时，糖类也能够有助于膏方制剂的固定成形。对于糖尿病患者可以适当使用甜味剂如木糖醇来代替糖类。

另外常用的辅料就是黄酒，主要用来解除各种动物类药材的腥味，使动物胶类容易吸收。

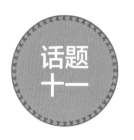

话题 十一

膏方常用的胶类和细料

1. 阿胶

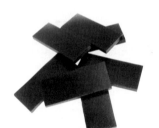

阿胶为驴皮经煎煮浓缩制成的固体胶。呈长方形或方形块，黑褐色，有光泽。质硬而脆，断面光亮，碎片对光照视呈棕色半透明。功能补血，止血，滋阴润燥。

2. 龟甲胶

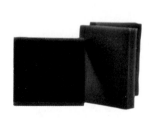

龟甲胶为龟科动物乌龟的甲壳（主要为腹甲）熬煮成的固体胶块。为四方形的扁块，褐色略带微绿，上面有老黄色略带猪鬃纹之"油头"，对光视之，透明、洁净如琥珀。质坚硬。以松脆、透明者为佳。功能滋阴，补血，止血。

3. 鳖甲胶

鳖甲胶为鳖的背甲制成的固定胶块。呈扁方块状，表面棕褐色，具凹纹，光亮，半透明。质坚脆，易折断，断面不平坦，有光泽。气腥，味微甜。功能滋阴退热，软坚散结。

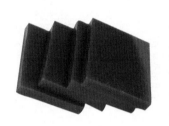

4. 鹿角胶

鹿角胶为鹿科动物梅花鹿或马鹿的角煎熬而成的胶块。呈方片状，表面黑棕色，光滑，显红棕色半透明。一侧有黄白色多孔性的薄层，系冷却时浮面的泡沫干燥而成。质坚而脆，断面玻璃状。气无，味微甘。以切面整齐、平

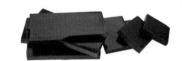

滑，棕黄色、半透明，无腥臭气者为佳。功能补血，益精。

5. 山参

山参购买时须掌握"五形"和"六体"。

五形是指须、芦、皮、纹、体。

＊须：长条须，老而韧，清疏而长，其上缀有小米粒状的小疙瘩称之为"珍珠点"。色白而嫩脆（俗称水须）者，则不是纯野山参。

＊芦：芦较长，分为二节芦、三节芦、线芦、雁脖芦。二节芦有马牙芦和圆芦，三节芦有马牙芦、圆芦和堆花芦。所谓马牙芦，是根茎上的茎痕明显，形如马牙状，多在根茎上段。所谓圆芦，是根茎上的茎痕因年久而长平，形如圆柱状。所谓雁脖芦，是根茎细长，稍弯曲，如雁脖状。所谓线芦，是因年限久远，根茎上的芦碗长平，根茎又细又长。

＊皮：老皮，黄褐色，质地紧密有光泽。皮嫩而白者，则不是野山参。

＊纹：在毛根上端肩膀头处，有细密而深的螺蛳状

横纹。横纹粗糙，浮浅而不连贯者则不是野山参。

＊体：系指毛根（详见六体）。

六体是指灵、笨、老、嫩、横、顺。

＊灵：指人参体态玲珑，样子好看，体腿明显可分，腿多具两个，且分叉角度大。按形态分为"菱角体"和"疙瘩体"。

＊笨：指人参根形挺直，体态笨拙而不美观，即使有两腿，两者粗细或长短也不匀称。

＊老：山参皮老，色黄褐，横纹细密而结实。皮嫩色白者不是野山参。

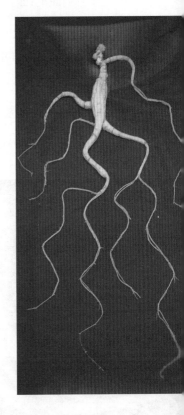

＊嫩：皮色嫩白，横纹粗糙浮浅，须根嫩脆色白易折断者，则不是野山参。

＊横：指人参根粗短，两条腿多向旁伸展者，多为野山参。

＊顺：指人参根顺理且直，单腿或双腿并拢者，多不是野山参。功能大补元气，补脾益肺，安神增智，固脱生津。

6. 白参（生晒参）

以 4～6 年生的水参（新鲜参）为原料，剥皮后以太阳光或热风自然晒干而成，白参主根呈圆柱形或纺锤形，长 3～15 厘米，直径 1～2 厘米。表面灰黄色，上部或全体有疏浅断续的粗横纹及明显的纵皱纹，下部有支根 2～3 条，着生多数细长须根（全须生晒参），须根上偶有不明显的细小疣状突起。顶端根茎（习称芦头）长 1～4 厘米，直径 0.3～1.5 厘米，多拘挛而弯曲，具不定根（习称艼）和稀疏的凹窝状茎痕（习称芦碗）。质较硬，断面淡黄白色，显粉性，形成层环处棕黄色，皮部有黄棕色点状树脂道散布及放射状裂隙。气微香而特异，味微苦、甘。功能同山参而较弱。

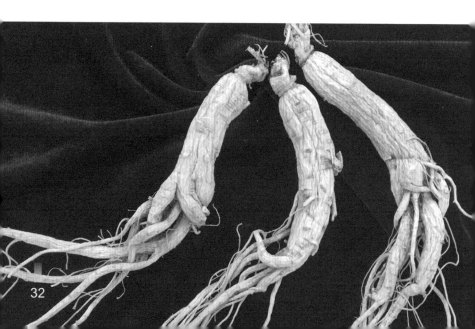

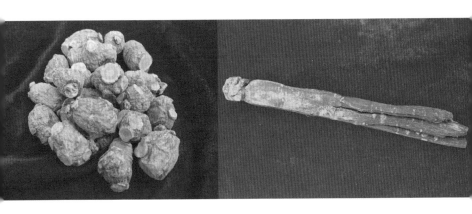

7. 西洋参

西洋参为干燥根略呈圆柱形而带纺锤状，长 2～6 厘米，粗 0.5～1 厘米，外表现细横纹及不规则的纵皱，顶端的细纹较密而呈环状。折断面平坦，淡黄色，有暗色形成层环，并散有多数红棕色树脂管及细管。以条匀、质硬、体轻、表面横纹紧密、气清香、味浓者为佳。一般又以野生者为上品，栽培者次之。功能补气养阴，清热生津。

8. 红参

红参是人参的熟制品。全长 6～17 厘米，体（主根）长 5～10 厘米，直径 0.5～2 厘米，表面浅红棕色、红棕色或深红棕色，对光而视有半透明感。上端"肩"部钝圆，与芦头（根茎）相接。芦头较短，上有茎痕可辨，下端有 2～3 条支根。体上部可见环纹，体表有皱纹、纵沟及细根痕。参须已除去。质硬而脆，折断面平坦、光亮，角质样，红棕色；中间色稍浅，外周色较深。气微香而特异，味先微苦而后甘。精制红参由高档的普通红参和边条红参经二次加工精制而成。具有芦短、质实、色深、有压制痕迹等特点。功能大补元气，复脉固脱，益气摄血。

9. 冬虫夏草

冬虫夏草简称虫草，它是由肉座菌目麦角菌科虫草属的冬虫夏草菌寄生于高山草甸土中的蝙蝠蛾幼虫，使幼虫僵化，在适宜条件下，夏季由僵虫头端抽生出长棒状的子座而形成。其外形分为"虫"和"草"两部分，是一种既是

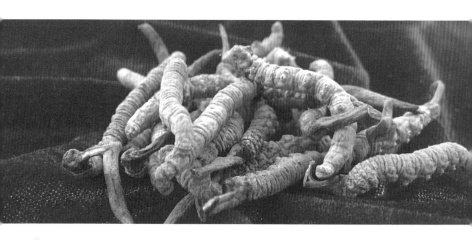

虫又是草的独特复合体。虫体似蚕。长 3～6 厘米，粗 0.4～0.7 厘米，表面呈黄褐色，粗糙，环纹明显，近头部环纹较细，共有 20～30 个环节，表面有足 8 对，其中 4 对较明显，头部 3 对和尾部 1 对不明显，质脆易断。一般以虫体丰满肥大、质柔韧、断面充实白色，菌草短壮，有草菇样气香浓者为佳。虫草市场上伪劣品较多，可从以下几个方面鉴别：

一是从形体上识别。冬虫夏草形体如蚕，长 3～5 厘米，粗 0.3～0.8 厘米。凉山虫草及用面和豆粉制成的虫草形体较粗大，地蚕呈棱形或长棱形，略弯曲。

二是从环纹上识别。冬虫夏草环纹粗糙明显，近头部环纹较细，共有 20～30 条环纹，凉山虫草环纹众多，地蚕只有根痕环节 2～11 个。

三是从表面颜色上识别。冬虫夏草的外表呈土黄色或黄棕色，分枝虫草的外表呈黄绿色，入水后呈黄褐色或黑褐色，凉山虫草外表呈棕褐色，地蚕外表呈淡黄色或灰黑色，面和豆粉制成的虫草外表呈棕红色。

四是从虫足上识别。冬虫夏草全身有足 8 对，近头部 3 对，中部 4 对，近尾部 1 对，其中以中部 4 对最明显。凉山虫草有足 9～10 对，比冬虫夏草多足 1～2 对，其他虫草的足不够明显。

五是从头部的子实体上识别。冬虫夏草头部的子实体为深棕色，圆柱形，长4～8厘米，粗0.3厘米，表面有细小的纵向皱纹，顶部稍膨大，分枝虫草头部的子实体为黑褐色，多有1～3个分枝，柄细多弯曲，湿润后易剥离；凉山虫草头部的子实体较长，大大超过虫体；面和豆粉制成的虫草头部的子实体无细小的纵向皱纹。功能益肾壮阳，补肺平喘，止血化痰。

10. 灵芝

灵芝为多孔菌科植物赤芝或紫芝的全株。

赤芝的菌盖为肾形、半圆形或近圆形，直径10～18厘米，厚1～2厘米，其菌盖皮壳坚硬，黄褐色到红褐

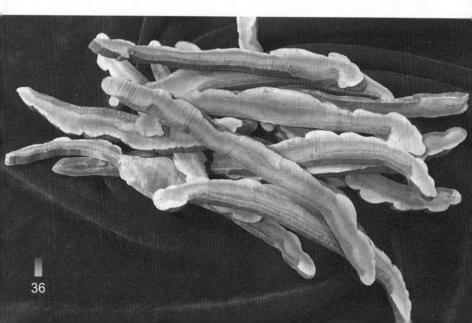

色，有光泽，具环状棱纹和辐射状皱纹，边缘薄而平截，常稍内卷；菌肉白色至淡棕色；孢子细小，黄褐色，菌柄圆柱形，侧生，少偏生，长7～15厘米，直径1～3.5厘米，红褐色至紫褐色，光亮，气微香，味苦涩；

紫芝皮壳紫黑色，有漆样光泽；菌肉锈褐色。菌柄长17～23厘米；栽培紫芝子实体较粗壮、肥厚，直径12～22厘米。功能补气养血，养心安神，止咳平喘。

11. 枫斗

枫斗是石斛的深加工品。石斛可分为环草、金钗、马鞭等数十种。铁皮石斛为石斛之极品，它因表皮呈铁绿色而得名。

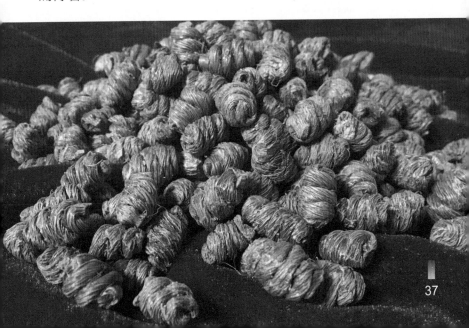

现在市场上许多枫斗都号称是铁皮枫斗，其实真正的铁皮枫斗数量很少。而用不同品种的石斛制成的枫斗，颜色呈紫色。随着时间的推移，枫斗的颜色会变深，因本品以色黑者为佳，故市场上也由此出现不少的染色枫斗。

对其鉴别方法很简单，只要用潮湿的双手多捏搓几下，染色的所谓铁皮枫斗就会褪色。真正的枫斗多卷成2~5个环，为椭圆状球形，外表黄色至紫棕色，断面多纤维，少数由嫩芽制成的无纤维，呈现黄白色至紫棕色，口尝有香气，味淡或苦，多具黏性。如是新鲜的或潮湿的枫斗咀嚼会感觉黏性重，干燥的得多嚼一会儿才会有黏性的感觉。功能益胃生津，养阴清热。

12. 藏红花

藏红花又称番红花、西红花，是一种鸢尾科番红花属的多年生花卉。呈紫红色或暗红棕色，微有光泽。体轻，质松软，干燥后质脆易断。将本品投入水中则膨胀，可见橙黄色成直线下降，并逐渐扩散，水被染成黄

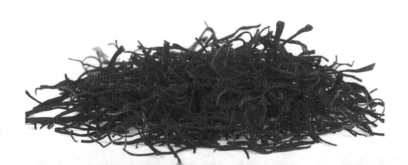

色，无沉淀。柱头呈喇叭状，有短缝。在短时间内用针拨之不破碎。气特异，微有刺激性，味微苦。以身长，色紫红，滋润而有光泽，黄色花柱少，味辛凉者为佳。

常见伪品有用某些植物切丝染色而成的，有用高级纸浆或塑料做成丝加工染色而成的。它们均呈红色，区别是绝无先端裂缝及雄蕊，浸入水中，水被染成红色，不呈喇叭状，还有一种较少见的是用印度萌草菌染上胶汁制成的，呈紫色粗梗，无香气。功能活血化瘀，散郁开结，止痛。

13. 燕窝

燕窝为雨燕科动物金丝燕及多种同属燕类用唾液与绒羽等混合凝结所筑成的巢窝，形似元宝，窝外壁由横条密集的丝状物堆垒成不规则棱状突起，窝内壁由丝状物织成不规的网状，窝碗根却坚实，两端有小坠角，一般直径 6～7 厘米，深 3～4 厘米。真品燕窝应该为丝状结构，由片块结构构成的不是真燕窝。纯正的燕窝无论

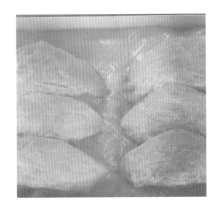

在浸透后或在灯光下观看，都不完全透明，而是半透明状。燕窝有特有馨香，但没有浓烈气味。

气味特殊，有鱼腥味或油腻味的为伪品。燕窝以水浸泡松软后取丝条拉扯，弹性差、一拉即断者或用手指揉搓没有弹性能搓成糊状的为伪品。若浸泡后变色者亦是伪品。用火点燃干燕窝片，如果是真燕窝就绝不会因点燃而产生"噼啪"的声响。功能养阴、润燥、益气、补中、养颜。

14. 蛤蟆油

蛤蟆油为中国林蛙长白山亚种的输卵管。药材呈不规则块状，弯曲而重叠，长 1.5～2 厘米，厚 1.5～5 毫米，表面黄白色，呈脂肪样光泽，偶有带灰白色薄膜状干皮。摸之有滑腻感，在温水中浸泡体积可膨胀。气腥，味微甘，嚼之有黏滑感。干燥的蛤蟆油呈不规则的片块状，弯曲而重叠，凹凸不平。表面黄白色或浅棕色，有脂肪样光泽，偶附有灰白色薄膜状干皮，筋薄似衣

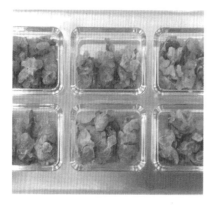

状，手摸之有滑腻感，质脆易碎。在温水中浸泡，体积可膨胀 20 ~ 30 倍。气腥，味微甘，嚼之有黏滑感。

蛤蟆油的主要伪品是以蟾蜍科动物中华大蟾蜍雌性的干燥输卵管来冒充。它与蛤蟆油的主要区别是，伪品蛤蟆油呈不规则块粒状的连接体或卷曲似肠形。表面淡黄色或淡棕色，无光泽，不透明。筋膜圆似线状，质硬不易碎。功能补肾益精，润肺养阴。

15. 羚羊角

羚羊角为牛科动物赛加羚羊等的角。雄兽具角，长于眼眶之上，向后微倾。角呈长圆锥形，长 25 ~ 40 厘米。

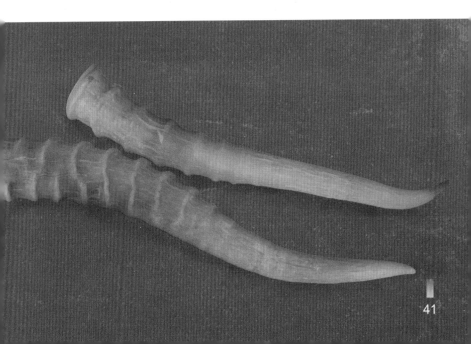

全体略呈弓形弯曲，表面光滑，但有细纵纹。通体光润如玉，白色或黄白色，透视有血丝和血斑，基部稍呈青灰色。全角有纵直细纹，除尖端部分外，生有 10～20 个隆起的环脊，用手握之有舒适感。角的基部圆形，有骨塞名"羚羊塞"，约占全长的一半或三分之一。骨塞坚硬而重，横截面四周呈齿状而与外面的角质层密合。全角除去骨塞外均半透明，对光透视角内无骨塞部分中心有一条扁三角形的小孔，直通尖端，俗名"通天眼"（或冲天眼），为羚羊角的鉴别特点。质坚不易折断。无臭，味淡。以角肉丰满、色润、有光泽、质嫩、无裂纹、显有鲜红血斑者为佳。

伪羚羊角，多用产在内蒙古和张家口一带的燥羊角，经过加工制造而成。虽然巧妙的模仿，但对真羚羊主要特征是难仿造的，伪羚羊角大多数呈扁圆形，轮节是拧的，拧出来的两面都突凸歪节，没有主要特征通天眼。功能清热镇痉，平肝熄风，解毒消肿。

16. 珍珠粉

珍珠粉是三角帆蚌、褶纹冠蚌、马氏珠母贝等贝类动物所产珍珠磨制而成的粉状物，呈白色或浅灰色，有珍珠特殊腥味。珍珠粉颜色是浅灰色的，由于颗粒细度变

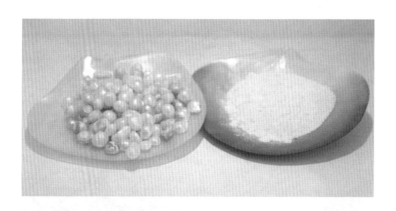

小，所以反射光线的能力减弱，肉眼看到的颜色就是浅灰色。

假珍珠粉外观可能明显白于真珍珠粉。用手指蘸取少量粉末，展开在阳光或灯光下仔细观察，可能发现有明显闪光，这是云母粉。如果明显偏黄或偏黑，质地亦不纯正。取少量样品，以舌尖品尝，纯正的珍珠粉无异味，味道醇正厚朴，且余味中有珍珠特有的淡淡腥味（或者香味），若是有酸、涩、辛或其他异味，或者毫无味道，亦不纯正。珍珠粉颗粒细者为佳。可以安神定惊、明目去翳、解毒生肌。

17. 紫河车

紫河车为健康人的干燥胎盘。取健康产妇的新鲜胎盘，除去羊膜、脐带，洗净，蒸或置沸水中淖过，干

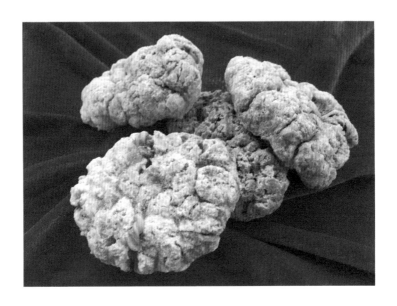

燥。紫河车为不规则的类圆形或椭圆形碟状物，直径
9～16厘米，厚约1～2厘米。黄白色、紫黄色或紫黑色。
外面（即母体面）凹凸不平，有多数沟纹，为绒毛叶。内
面（即胎儿面）由一层极薄的羊膜包被，较光滑，边缘向
内卷曲，在中央或一侧附有脐带的残余，由脐带处向四周
散射出许多血管分支。质坚脆，折断面黄色或棕色，杂有
白色块粒，靠胎儿面较疏松。有特异的腥气。功能补肾纳
气，养血益精。

18. 鹿茸

鹿茸是雄性梅花鹿或马鹿未骨化而带茸毛的幼角。真

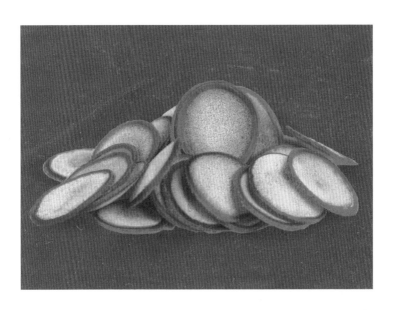

鹿茸体轻，质硬而脆，气微腥，味咸。通常有一个或两个分枝，外皮红棕色，多光润，表面密生红黄或棕黄色细茸毛，皮茸紧贴，不易剥离。以粗壮、挺圆，顶端丰满，毛细柔软，色红黄，皮色红棕，有油润光泽者为佳。鹿茸片呈圆形或椭圆形，直径 3 厘米左右，外皮红棕色。鹿茸以体轻，断面蜂窝状，组织致密者为佳。

假鹿茸则是用动物毛皮包裹动物骨胶等仿造的。假鹿茸片也类似圆形，但厚薄不均，直径 1.5～3.5 厘米，外皮呈灰褐色，毛短。切断面棕紫色，无蜂窝状细孔，偶有圆点。外毛皮可剥离。另外，假鹿茸体重，质坚韧，不易切断，气淡，能溶于水，溶液呈混浊状。功能壮元阳，补气血，益精髓，强筋骨；调冲任，固带脉；托疮毒。

19. 鹿鞭

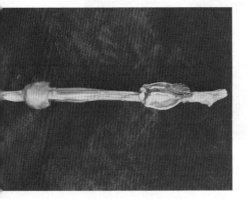

鹿鞭为鹿科动物梅花鹿或马鹿雄性的外生殖器。宰杀后，割取阴茎及睾丸，除去残肉及油脂，风干即成。以粗大、油润、无残肉及油脂、无虫蛀、干燥者为佳。功能补肾精，壮肾阳，益精，强腰膝。

20. 海马

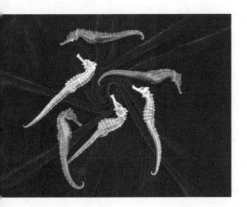

海马为刺鱼目海龙科暖海生数种小型鱼类的总称。体呈长形，略弯曲或卷曲，长8～23厘米，上部粗而扁方，直径约2.3厘米，下部细而方，直径约1厘米，尾端略尖而弯曲。头似马头，具管状的长嘴，有 2 只深陷的眼睛。表面黄白色或灰棕色，略有光泽，上部具 6 棱，下部有 4 棱，密生突起的横纹，边缘有齿，背部有鳍。骨质坚硬，难折断。气微腥，味微咸。刺海马形状与海马相似，但较小，长约 15 厘米，通体具硬刺，刺长 2～4 毫米。其余同海马。以上两种均以个大、色白、体全、头尾无碎者为佳。海蛆，即小海马。形状与海马相似，但体形较小。功能补肾壮阳，消癥瘕。

21. 海龙

海龙为已除去或未除去内脏的干燥海龙全体。全身呈长形而略扁，中部略粗，尾端渐细而略弯曲，长 20～40 厘米，中部直径 2～2.5 厘米，头部具管状长嘴，嘴的上下两侧具细齿，有两只深陷的眼睛。表面黄白色或灰棕色，黄白色者则背棱两侧有两条灰棕色带。中部以上具 5 条突起的纵棱，中部以下则有 4 条纵棱，具圆形突起的花纹，并有细横棱。骨质坚硬。气微腥，味微咸。以条大、色白、头尾整齐不碎者为佳。功能补肾壮阳，活血散瘀。

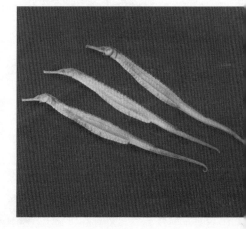

22. 海狗肾

海狗肾为海狗科动物海狗或海豹科动物海豹的阴茎和睾丸。药用为干燥的阴茎和睾丸。阴茎呈圆柱形，先端较细，长 28 ~ 32 厘米，干缩，有不规则的纵沟及凹槽，有一条纵向的筋。外表黄棕色或黄色，杂有褐色斑块。后端有一长圆形、干瘪的囊状体，约 4 厘米 × 3 厘米，或有黄褐色毛。睾丸 2 枚，扁长圆形，棕褐色，半透明，各有 1 条细长的输精管与阴茎末端相连。输精管黄色，半透明，通常绕在阴茎上。附睾皱缩，附在睾丸的一侧，乳黄色。功能暖肾壮阳，益精补髓。

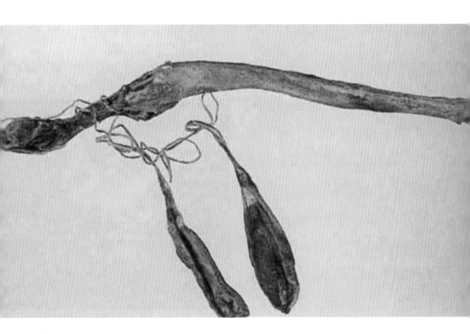

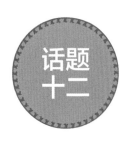

话题
十二

如何自制膏方和保存

1. 准备药材和容器

* 按处方配齐所需药物及辅料。

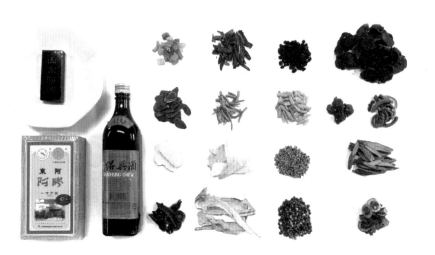

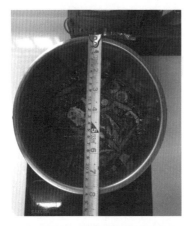

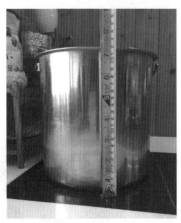

* 锅具需准备一口稍大且深的作为煎煮药汁用。

* 一口浅底敞口的铜锅收膏时用。铜锅收膏效果较好，一般家庭多不备，如无可以用陶瓷锅代替，但形状亦需浅底敞口，便于收膏。

* 家庭自制膏方收膏也可用蒸法，则不必用锅，用瓷碗也可。另需准备蒸锅。

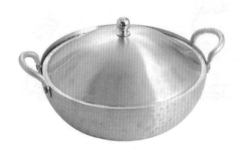

2. 浸泡和煎煮

★ 将中药饮片加水浸泡，水稍没过即可，一般浸泡 2 小时。

★ 然后上炉煎煮，武火烧开后，转文火再煎煮 1 小时左右将药汁滤出。（如有参茸等细料请与一般饮片分开煎煮取汁待用。）

★ 药汁煎成后先用较粗的滤网过滤，再用过滤袋过滤，这样药汁较清，不会影响口感。

★ 药渣加水再如上法煎煮过滤两次。所得药汁合并一处，再倒入原锅中（原来用的锅需清洗干净）用中火煎煮，进一步浓缩至原药量的 1/3 左右。

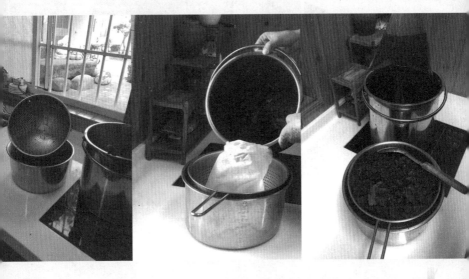

3. 烊胶

＊ 将阿胶（或龟甲胶、鳖甲胶、鹿角胶）放入碗中，加黄酒浸没，约需 72 小时（浸泡时间长则烊化时间可缩短）。

＊ 然后将浸泡过的阿胶（连浸泡的黄酒一起）上蒸锅蒸，不时用筷子搅动，直至完全烊化成稠厚的液体，备用。

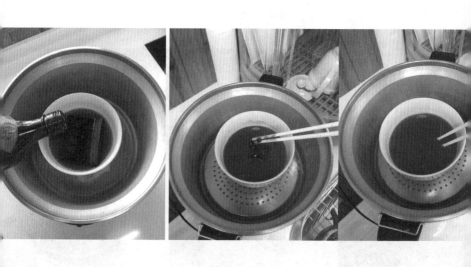

4. 收膏

⁎ 将浓缩好的药汁（如有细料一起放入）倒入铜锅，用小火均匀加热，使保持微微沸腾的状态。

⁎ 然后慢慢加入烊化好的阿胶，并用竹筷不停地搅动至黏稠如膏饴状即成。

那么如何判断药膏已经熬成？一般我们用勺子舀一勺膏方使其下落，如能黏在勺子上而不是快速的滴落就是收膏的最佳状态，叫作"挂旗"。最后放入冰糖、饴糖拌匀溶化即可。

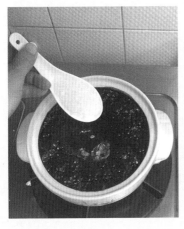 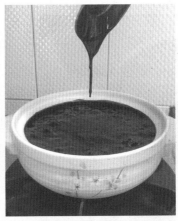

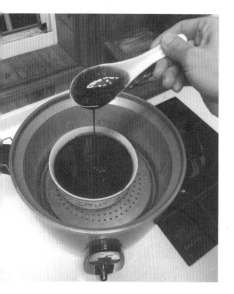

还有一种方法是将药汁和烊化好的阿胶一起拌匀后放在容器中隔水蒸，中途不时搅拌，也可以完成收膏的过程。但是不太容易达到"挂旗"的效果，一般蒸煮至膏方可以慢慢滴下即可。这种方法耗时比较长，但是比较省力，也不会黏锅和煮焦或是水分过度蒸发而使膏方冷却后太硬，挖不动。

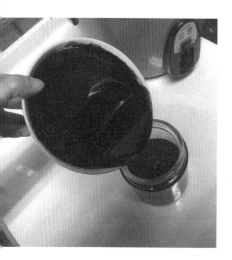

5. 保存

趁热将熬制好的膏方倒入容器中，待完全冷却后加盖储存。一般冬天不用放置冰箱，只需存放在没有暖气的室内阴凉干燥处即可。而南方的福建省、广东省和广西省冬天不是非常寒冷，可于冰箱内保存。

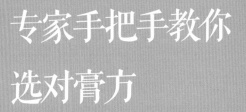

专家手把手教你
选对膏方

一、体质调理膏方

1. 阳虚

证候

阳虚就是人体的炉灶火力不足，所以出现各种寒冷的表现，这叫"阳虚则生寒"。怕冷是阳虚体质最突出、最常见的表现。表现的形式多样，有的是全身怕冷，冬天比别人穿得多，夏天又不能吹空调；有的是手脚冷，还有的是身体局部的寒冷感如肚脐、小腹、背心、胸前、腰膝等。还有的阳虚则不是表现为温度感觉上的寒冷，比如尿频（尤其是夜尿频）、阳痿等肾阳虚，经常腹泻（尤其是凌晨易发，中医称为"五更泻"）、大便夹有不消化食物（中医称"完谷不化"）、进食生冷容易胃痛等脾阳虚。

调 养 基 本 方

制附子 90 克、肉桂 60 克、熟地黄 150 克、淮山药 150 克、山茱萸 90 克、仙灵脾 90 克、巴戟天 90 克、补骨脂 150 克、菟丝子 150 克、黄芪 150 克、知母 60 克、牡丹皮 60 克，浓煎取汁。

另：阿胶 200 克、鹿角胶 100 克、龟甲胶 80 克、生晒参 100 克（或红参 60 克）、蛤蚧 2 对、紫河车 60 克、冰糖 150 克、饴糖 150 克，收膏。

加减法

手脚冰冷： 加桂枝 90 克、当归 150 克、细辛 30 克。

尿频、夜尿多： 加台乌药 150 克、益智仁 150 克。

进食生冷易胃痛、腹泻： 加干姜 60 克（或生姜 90 克）、吴茱萸 60 克、大枣 150 克。

五更泻（每每凌晨发生的腹泻）、粪便夹不消化食物： 加吴茱萸 60 克、肉豆蔻 90 克、五味子 90 克。

腰膝酸冷： 加杜仲 150 克、牛膝 150 克、川断 150 克、狗脊 90 克。

大夫贴心提示

以上为一料，可先制作半料或1/3料。如效果不明显可增加附子、肉桂、鹿角胶、红参的剂量（以20%为宜），如果出现上火表现如口干舌燥、燥热烦躁、牙龈肿痛、口舌生疮、排便困难可减少附子、肉桂、鹿角胶、红参的剂量（−20%），或增加知母、牡丹皮的剂量（+20%）。如此慢慢摸索适合自己的个体化剂量。

2. 阴虚

证候

阴虚即是人体内的"制冷剂""冷却液"不足，使我们的身体常处于过热、过干、过躁的状态。所以经常觉得全身燥热、烦躁，或表现为烘热、潮热（即热如潮水一样一下子莫名地热起来），也有的表现为到傍晚、夜间开始有明显的发热。这种发热大多是自己的感觉，体温计测量体温常常是正常的。如此表现出的现象中医称为虚火，即阴虚之火。虚火还可对全身很多方面产生影响。虚火耗伤人体的津液，故时常有口渴、咽燥、眼干等不适；侵犯心神可出现心悸、心跳加快、失眠、多梦；虚火逼迫津液可出现盗汗；虚火上扰则表现为面部（尤其是颧部）潮红、头晕、耳鸣。阴虚的典型舌象为红而光亮，舌苔少或无。

调 养 基 本 方

生地黄 150 克、熟地黄 150 克、淮山药 300 克、山茱萸 150 克、麦冬 150 克、玄参 150 克、北沙参 150 克、女贞子 150 克、墨旱莲 150 克、枸杞 150 克、百合 150 克、人参 150 克、五味子 90 克、白芍 150 克、知母 90 克、牡丹皮 90 克、茯苓 150 克、鸡内金 90 克、砂仁 60 克、甘草 60 克，浓煎取汁。

另：阿胶 150 克、龟甲胶 150 克、鳖甲胶 100 克、西洋参 80 克、铁皮枫斗 20 克、冰糖 150 克、饴糖 150 克，收膏。

加减法

潮热、夜热明显者： 加地骨皮 90 克、银柴胡 90 克。

烦躁明显： 加淡竹叶 90 克、黄连 60 克。

盗汗明显： 加浮小麦 150 克、牡蛎 300 克。

心悸、失眠、多梦：加丹参 150 克、柏子仁 150 克、酸枣仁 150 克。

口干咽燥：加天花粉 180 克。

头晕、耳鸣：加菊花 120 克、石决明 300 克。

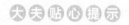

大夫贴心提示

对脾胃虚弱体质的患者，养阴药容易阻碍脾胃运化，所以平素容易消化功能不良，容易腹胀者，可再加陈皮 90 克、草果 60 克加强运化。某些滋阴药物容易使大便次数变多、粪质变稀，所以容易腹泻者可减少麦冬、玄参、生地黄的用量（减少为 90 克）或者不用。

3. 气虚

气虚就是人体的"动力"不足，好比一辆车的发动机出了问题。所以经常觉得肢体困重，活动起来比较费劲，容易疲劳、犯困，精神不振，想睡觉，睡觉之后仍感觉体力没有恢复。稍有重活或运动锻炼即感到非常吃力，体力恢复比正常人要慢。说话也是宗气不足，语声低、气短。这是气虚最常见的征象。另外，中医理论认为"气"还有推动、固摄、防御的功能。如推动功能低下则易出现消化方面的问题（中医认为消化主要靠脾气、胃气的推动功能），出现食欲不振、食后饱胀、消化不良、大便稀薄。气的固摄主要是指固摄人体的津液和血液，出现问题则容易出现自汗、尿频、反复出血等。防御是指抵御外界病邪的功能，气虚者经常容易伤风感冒、咳嗽，也是气虚体质一个重要的标志。

调养基本方

党参150克、黄芪240克、白术120克、茯苓300克、炙甘草90克、淮山药300克、白扁豆150克、炒薏苡仁150克、五味子90克、木香60克、陈皮60克、半夏60克、防风90克、仙灵脾90克、巴戟天90克、杜仲150克、枸杞150克、黄精150克、熟地黄150克，浓煎取汁。

另：阿胶200克、龟甲胶150克、生晒参100克、蛤蚧2对、冰糖150克、饴糖150克，收膏。

加减法

消化不良：加鸡内金 150 克、炒麦芽 150 克、神曲 150 克、山楂 150 克。

大便稀薄、容易腹泻：去熟地黄，加肉豆蔻 90 克、补骨脂 150 克。

自汗多：加牡蛎 300 克、麻黄根 150 克。

小便频：加覆盆子 150 克、益智仁 150 克。

大夫贴心提示

补气药需和消导药同用，否则容易出现愈补愈塞的情况，表现为胸闷、腹胀等不适。所以方中陈皮、木香等药物即是为了防止这一不良反应的。但有些患者体质较弱，虚不受补，仍会出现上述不适，这时可以与生白萝卜同食，可以改善症状，也可以去掉方中的黄芪或减少黄芪的用量（减至 60 ~ 90 克）。

4. 血虚

证候

如果说气是人体"发动机"运转产生的动力，那么血就是提供发动机运转的汽油，血是气的物质基础，所以中医学有"血为气母"的理论。血的盈亏最能表现在人的面色上，所以血虚最直观、最常见的表现是面色苍白，没有血色，其他部位如舌头、结膜、指甲的颜色也较正常的浅淡。压迫指甲后红色恢复较慢，也是一个血虚明显的特点。另外，血还有营养、滋荣的作用，所以血虚不能荣养头目，则出现头晕目眩，视物模糊；不能营养心神，则出现心悸、健忘、失眠；不能滋养肌肤则出现肌肤干燥、瘙痒、肢体麻木。对于女性来说，血虚还可影响月经，一般多见月经周期延长、行经时间缩短、经血量少色淡。

调 养 基 本 方

　　熟地黄 240 克、当归 150 克、白芍 150 克、赤芍 90 克、丹参 150 克、牛膝 150 克、鸡血藤 150 克、党参 150 克、黄芪 150 克、黄精 150 克、杜仲 150 克、枸杞 150 克、淮山药 150 克、酸枣仁 150 克、柏子仁 150 克、肉桂 60 克、炙甘草 90 克、砂仁 60 克、鸡内金 150 克，浓煎取汁。

　　另：阿胶 250 克、龟甲胶 100 克、生晒参 100 克、紫河车 60 克、冰糖 150 克、饴糖 150 克，收膏。

加减法

失眠多梦：加合欢皮 150 克、夜交藤 90 克。

心悸心慌：加龙骨 300 克、磁石 300 克。

健忘：加益智仁 150 克、核桃仁 150 克、远志 60 克。

视物模糊：加楮实子 150 克、决明子 150 克。

畏寒怕冷者：加鹿角胶 80 克。

胁痛：加郁金 150 克、生麦芽 150 克。

肌肤干燥瘙痒：加蝉蜕 60 克、地肤子 150 克。

肢体麻木：加地龙 60 克、桃仁 90 克。

大夫贴心提示

应积极查找导致血虚的原因，比如是否有挑食、节食、饮食结构不合理等导致血液生成不足的因素；有无慢性失血，如妇女经量多、周期短，痔疮反复出血、大便色黑或隐血（肠道少量出血，肉眼不能发现）阳性，或者口腔牙龈病变反复渗血，这些都是导致血液丢失过多的原因。纠正病因，配合膏方调补则效果更好。

5. 气阴两虚

 证候

气虚和阴虚的表现同时出现称为气阴两虚。由于疾病的消耗或者长期处于过度疲劳、过度紧张、熬夜的状态中，不仅消耗人体的气，同时也损伤阴津，是比单纯的气虚、阴虚更加复杂、程度更严重的一种情况。常见有自觉烦热或低热，或午后夜间低热，此时体温可以是正常，也可以是 38℃ 以下的低热。咽干、舌燥、口渴、目干，经常发作口腔溃疡，失眠多梦、心悸心慌、自汗盗汗并见，食欲不振、大便稀、怕风、易感冒，精力差、疲乏感明显，面色苍白或萎黄，或面带升火、两颧泛红。

调养基本方

党参 150 克、黄芪 120 克、白术 90 克、茯苓 150 克、炙甘草 90 克、陈皮 90 克、天冬 150 克、麦冬 150 克、生地黄 150 克、熟地黄 150 克、五味子 90 克、黄精 150 克、玉竹 150 克、知母 60 克、丹皮 60 克、淮山药 150 克、白扁豆 120 克、莲子肉 150 克、薏苡仁 150 克、砂仁 60 克、鸡内金 90 克，浓煎取汁。

> 另：阿胶 150 克、龟甲胶 150 克、西洋参 150 克、蛤蚧 2 对、石斛 80 克、冰糖 150 克、饴糖 150 克，收膏。

加减法

烦热明显： 加玄参 150 克、丹参 150 克。

夜间发热： 加青蒿 90 克、鳖甲 150 克。

盗汗： 加银柴胡 150 克、胡黄连 150 克。

自汗： 加麻黄根 150 克、牡蛎 300 克。

大便稀： 去熟地黄、生地黄。

食欲不振： 加龙眼肉 150 克、山楂 150 克。

6. 气血两虚

证候

"气能生血"是中医关于气血关系的一个基本认识，所以气虚时间较久或者程度较严重都会从气虚的基础发展为血虚，进而出现气血两虚的表现。另一方面中医又认为"血能载气"，即血是气的载体，所以如果出现血的严重消耗或丢失，尤其是长期慢性失血或者短时间内大量的失血，必定会造成"气随血脱"的局面，同样也会出现血虚发展为气虚，也可以演变为气血两虚。在临床上出现兼有气虚和血虚的表现（具体可参看第3、4节）。在气血两虚的过程中可能出现偏重血虚或者偏重气虚的倾向。

调养基本方

当归150克、熟地黄150克、白芍150克、川芎90克、党参150克、白术90克、茯苓150克、炙甘草90克、黄芪150克、肉桂60克、龙眼肉150克、大枣150克、制首乌90克、枸杞150克、鸡血藤90克、丹参150克、陈皮90克、柴胡90克、木香90克、淮山药150克，浓煎取汁。

另：阿胶150克、鹿角胶100克、龟甲胶100克、生晒参150克、紫河车60克、蛤蚧2对、冰糖150克、饴糖150克，收膏。

加减法

血虚证候明显： 加重当归、熟地黄、白芍、阿胶等药物的剂量（+20%）。

气虚证候明显：加重党参、黄芪、生晒参等药物的剂量（+20%）。

7. 寒热错杂

人体是一个阴阳动态平衡的系统，我们刚才已经提到，这个平衡的系统会出现不平衡，会表现为阴虚、阳虚等病态。这种失衡还可以表现为局部与整体，上部与下部，内里与外表的不一致，出现局部寒（热）而整体热（寒），或上部寒（热）而下部热（寒），或内里寒（热）而外表热（寒）的矛盾状态，这就是寒热错杂。其实这种矛盾的现象在生活中是很常见的。常见的表现既有烦热失眠，急躁易怒，潮热盗汗，牙龈红肿疼痛，口渴、口臭、口苦，口腔溃疡，头晕面赤，眼睛干涩，而同时兼有怕冷畏寒，四肢不温，腰膝酸冷，性功能下降，尿频，夜尿多，食冷则腹痛腹泻，大便稀薄等。

调 养 基 本 方

肉桂 60 克、黄连 60 克、桂枝 90 克、白芍 150 克、生地黄 150 克、麦冬 150 克、玄参 90 克、知母 90 克、黄柏 60 克、白薇 150 克、女贞子 150 克、旱莲草 150 克、仙灵脾 150 克、仙茅 90 克、巴戟天 150 克、补骨脂 150 克、肉苁蓉 120 克、乌药 90 克、草果 60 克、鸡内金 120 克，浓煎取汁。

另：阿胶 150 克、鹿角胶 100 克、龟甲胶 150 克、生晒参 100 克、紫河车 60 克、枫斗 20 克、冰糖 150 克、饴糖 150 克，收膏。

加减法

烦躁易怒： 加龙骨 150 克、山栀 90 克。

汗多： 加麻黄根 150 克、碧桃干 150 克。

口渴： 加天花粉 150 克、白茅根 150 克。

口苦： 加龙胆草 90 克、茵陈 90 克。

口臭： 加佛手 150 克、佩兰 150 克。

牙龈肿痛：加石膏 150 克、丹皮 90 克。

眼干涩：加青葙子 150 克、密蒙花 150 克。

怕冷畏寒、四肢不温：加附子 90 克。

食冷易腹痛腹泻：去玄参、知母，加干姜 60 克、吴茱萸 60 克。

大便稀薄：加肉豆蔻 60 克。

腰膝酸冷：加川断 150 克、杜仲 150 克。

尿频、夜尿多：加益智仁 150 克、覆盆子 150 克。

性功能下降：加紫石英 150 克、蛤蚧 2 对。

大夫贴心提示

寒热错杂是一种比较复杂的失衡情况，在调养的过程中根据个体对药物的反应不同可能出现过热过寒的动态变化。所以建议制作膏方时可以先少量尝试，观察人体的反应，再慢慢调整，如过热则减少肉桂、桂枝、仙茅、巴戟天、补骨脂、肉苁蓉、乌药等温性药物，如过寒则减少黄连、生地黄、麦冬、玄参、知母、黄柏、白薇等寒凉药物。若自我调节不理想应请教有经验的中医师指导。

8. 湿浊

证候

　　湿是人体内最容易产生的一种邪气。正常情况下我们摄入的饮食、水液经脾胃消化后转变成人体所需的营养物质，但是在脾胃运化消化功能受到影响减弱时，这些饮食水液不能完全转化为营养而部分转化为湿邪。所以湿邪最易集聚的地方是胃肠，但又可以随着体内的气血运行遍布全身，产生诸多不适。湿浊从其基本属性来说属于阴邪，它在不同体质的人群或者不同的环境因素影响下又可以变为寒湿和湿热两大类。湿热这种情况，首先应该清化湿热，而不适合直接以膏方调养，所以这节主要介绍湿浊及寒湿的膏方调养。

　　中医对湿邪最基本的认识是缠绵重浊，无处不到。它可以影响消化系统出现腹部胀满、稍食即饱、消化不良、甚则恶心，舌苔厚腻、口黏腻、口淡无味、甚则口臭，经常容易腹泻或者平时大便稀或黏。它侵犯人体的经络，表现为肢体困重沉重，影响人体阳气的升发则会出现疲劳乏力，困顿嗜睡、头重头晕。侵犯关节则出现关节酸痛，僵硬活动不利，尤其阴雨天更加明显。还有女性白带多、腰酸、小腹胀等也与湿邪有关。寒湿就是在上述表现的基础上兼有全身或局部寒冷的表现，如畏寒怕冷、关节疼痛明显、腰膝酸冷等。

调养基本方

藿香 120 克、紫苏 120 克、陈皮 90 克、白芷 90 克、厚朴 90 克、白术 90 克、苍术 90 克、半夏 60 克、茯苓 150 克、大腹皮 120 克、党参 150 克、黄芪 90 克、枳壳 90 克、木香 90 克、砂仁 60 克、乌药 90 克、防风 90 克、羌活 60 克、秦艽 90 克、薏苡仁 150 克、桑寄生 150 克、山茱萸 150 克，浓煎取汁。

另：阿胶 100 克、鹿角胶 50 克、龟甲胶 100 克、生晒参 150 克、冰糖 150 克、饴糖 150 克，收膏。

加减法

腹胀，消化不良： 加神曲 120 克、山楂 120 克、草果 60 克。

恶心： 加竹茹 90 克。

口臭： 加佛手 120 克、佩兰 120 克。

肌肉酸痛： 加威灵仙 120 克、桑枝 120 克。

关节酸痛：加制川乌 90 克。

身体困重：加升麻 90 克、菖蒲 120 克。

白带多：加椿根皮 90 克。

畏寒怕冷明显：加附子 90 克、桂枝 90 克，鹿角胶改为 100 克。

大夫贴心提示

在湿邪表现的基础上出现舌苔变黄，牙龈肿痛，口苦咽干，反酸，大便秽臭，带下色黄，关节红肿，疼痛剧烈，胸闷烦热，那就是湿浊化热的表现，也就是前面提到的湿热，此时不宜服用膏方。同样要注意湿浊和寒湿在一定的条件下也可能转化为湿热。

9. 气滞

证候

我们在介绍气虚的时候讲过气就好像人体的发动机，为日常活动提供动力，使人觉得有精力有活力。另一方面这个人体"发动机"形成的气流又好像人体内的一个鼓风机，使体内也处于"通风"良好的状态。如果人体内气的流通出现了障碍变得缓慢，我们就称为气滞，严重的甚至在某个局部停顿了就称为气郁。所以气滞最常见的就是各种胀闷，如胸闷、胁胀、腹满，食欲下降，稍食即饱，经常叹气。

再进一步发展则会产生疼痛的症状，因为不通则痛。气滞的疼痛其特点是攻窜不定，游走不定，没有很明确固定的地方，只有一个大致的范围。气滞气郁还可以产生热象，就像在不通风的房间里人就会觉得闷热一样，中医理论称为气郁化火。中医认为肝脏是调节气的流通的，而肝脏又和人的情绪关系密切，所以气滞气郁时肝脏受到影响会出现容易发脾气或者情绪低下、抑郁淡漠等表现。

另外，气滞还有一种特殊表现就是咽喉部的异物感，其实检查并没有异物梗阻，总觉得有东西吐不出也咽不下，称之为梅核气，也是气滞的问题。

调 养 基 本 方

党参90克、白术90克、苍术60克、茯苓150克、木香90克、香附60克、半夏90克、陈皮90克、厚朴90克、白豆蔻60克、柴胡120克、白芍 150 克、当归 120 克、川芎 90 克、郁金 90 克、菖蒲 90 克、佛手 120 克、绿萼梅 120 克、黄芩 90 克，浓煎取汁。

另：阿胶 150 克、龟甲胶 100 克、鳖甲胶 100 克、西洋参 100 克、冰糖 150 克、饴糖 150 克，收膏。

加减法

胸闷明显：加瓜蒌皮 120 克、薤白 90 克。

腹胀明显：加槟榔 90 克、草果 60 克。

食欲不振：加山楂 150 克、神曲 90 克。

胁胀明显：加川楝子 90 克、旋覆花 90 克。

疼痛：加延胡索 120 克、青皮 90 克。

梅核气：加苏叶 90 克。

容易发脾气者：加丹皮 90 克、柏子仁 120 克。

情绪低下者：加淮小麦 150 克、生甘草 90 克、大枣 150 克。

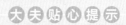

气郁化火时可出现烦躁易怒、头痛、眼中血丝明显、口干口苦、胃痛泛酸、舌红苔黄厚腻。此时应暂停以上膏方调养。先以汤剂清肝泻火调治为宜。

10. 血瘀

血瘀是血液运行迟缓或在局部凝结的一种状态。就如同水管中液体杂质较多则会流动缓慢甚则会堵塞断流。血瘀则是人体血液循环系统产生瘀阻，出现的一系列症状。其中最常见的就是疼痛，包括头痛、胸痛、胁痛、胃痛、腹痛、腰痛、四肢关节肌肉疼痛等。瘀血疼痛的特点是比较固定局限，如针刺样疼痛，这是其和气滞所致疼痛的重要区别。由于血瘀导致血液循环不畅可以出现口唇、四肢末端的青紫，肢体麻木、浮肿。严重的可以造成肢体偏瘫、半身不遂、言语不利、口眼歪斜。女性月经与血的关系密切，所以瘀血又是产生痛经、月经延期、经量少、颜色暗、血块多等异常的重要原因。

调 养 基 本 方

当归 150 克、川芎 90 克、赤芍 90 克、白芍 150 克、生地黄 120 克、熟地黄 120 克、桃仁 90 克、红花 90 克、丹参 150 克、黄芪 120 克、桂枝 90 克、牛膝 150 克、肉苁蓉 120 克、黄精 150 克、柴胡 90 克、枳壳 90 克、香附 90 克、三七 90 克，浓煎取汁。

另：阿胶 300 克、龟甲胶 100 克、生晒参 100 克、藏红花 20 克、冰糖 150 克、饴糖 150 克，收膏。

加减法

疼痛明显： 加乳香 60 克、没药 60 克。

偏瘫者： 黄芪改为 300 克，加地龙 60 克。

口眼歪斜者： 加白附子 90 克、制南星 90 克。

言语不利： 加郁金 120 克、菖蒲 120 克。

肢体浮肿： 加益母草 150 克、泽兰 150 克。

痛经、月经延期、血块多： 加王不留行 120 克、茺蔚子 120 克。

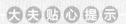

大夫贴心提示

　　有出血倾向者，或正在出血者，或者服用阿司匹林、华法林等抗血小板抗凝药物者不宜服用上述膏方。

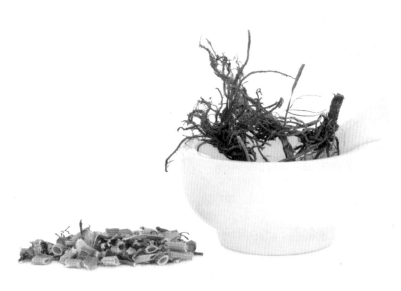

二、亚健康

证候

亚健康是指人体处于健康和疾病之间的一种状态，表现为活力降低，功能和适应能力减退，但不符合医学上某个特定疾病的诊断标准（不过如不重视任其继续发展则很可能真的生病）。亚健康的主要原因和生活方式、工作压力以及自身的情绪管理密切相关，如作息不规律、饮食不合理、缺乏运动、睡眠不足、长期精神过度紧张、高强度的工作、心理压力过大、长期负面情绪都是重要的因素。亚健康似乎偏好于脑力劳动者，其发生率明显高于以体力劳动为主的人群，年龄上以 40 ~ 50 岁最多见，但目前有年轻化趋势，20 ~ 30 岁的年轻人也不少见。

亚健康的主要临床特征是与年龄不匹配的机能减退所表现出来的各种虚弱症状，以及身心不适应所反映出来的各种表现。这些表现在生理、精神和社会交往三个方面都可以涉及：

　＊ **生理上**表现为疲乏无力，肌肉关节酸痛，头晕头痛，心悸胸闷，食欲不振，排便习惯改变，性功能减退，怕冷怕热。

　＊ **精神上**表现为情绪低落，心烦意乱，急躁易怒，焦虑不安，睡眠紊乱，记忆力减退，注意力不能集中，反应迟钝。

　＊ **社会交往上**表现为不能承担相应的社会工作，不能正常处理同事、上下级、亲属、朋友之间的关系，人际间的沟通交流变得障碍重重，以至于被人认为"不可理喻"。

　当然，上述提到的所有的表现不一定全部集中在一个人身上，通常以某一个方面为主，兼有其他几个方面的问题。从中医角度看过度疲劳，作息不规律，饮食不规律，经常熬夜，缺乏运动等最容易耗伤人体的气和阴液；而精神紧张焦虑，各种负面情绪又最容易损伤肝脏，导致肝郁不舒。所以亚健康状态看似表现很多很杂，其实其本质主要是气阴两虚、肝气不舒，那么我们在调养时主要抓住这两点进行。

调 养 基 本 方

黄芪150克、党参150克、太子参150克、白术90克、茯苓150克、炙甘草90克、熟地黄240克、淮山药120克、山茱萸120克、当归150克、白芍150克、女贞子150克、枸杞150克、桑葚150克、黄精150克、柴胡120克、黄芩90克、法半夏90克、桂枝60克、龙骨180克、牡蛎180克、枳壳90克、川芎90克，浓煎取汁。

另：阿胶200克、龟甲胶100克、西洋参150克、蛤蚧2对、铁皮枫斗30克、紫河车60克、冰糖150克、饴糖150克，收膏。

加减法

可参照以下症状各篇加减。

大夫贴心提示

亚健康的最根本原因是我们不良的生活方式和工作压力所致，膏方调养虽然效果理想，但不能忽视对这些不良习惯的改善，舒缓工作中的压力，管控好自己的精神情绪，这样才能获得更好的生活质量和精神面貌。

三、病症调理膏方

1. 感冒

 证候

感冒是日常生活中最常见的疾病，一般免疫功能正常或无明显受损的人群通常可以较快地恢复。但是某些患者体质较弱，他们感冒的频次明显比正常人群增多，稍微着凉或者周围有感冒的病人他们必会罹患。患上感冒后症状较重，恢复时间也比较长，中医称为虚人感冒。

还有一部分人群是由于有严重的基础疾病（比如心肺功能不全、肾功能不全、恶性肿瘤等），或者服用一些具有损伤自身免疫功能的药物（比如糖皮质激素、免疫抑制剂、化疗药物）造成人体免疫功能明显的下降，也是感冒的好发人群。

感冒虽然不算很严重的疾病，但是也非常影响人们的生活质量，而对于有呼吸系统基础疾病比如哮喘、慢性阻塞性肺疾病、支气管扩张，以及心、肾功能不全的病人来说感冒又是诱发加重原有疾病的最重要的元凶。所以预防感冒对于这部分的患者来说就相当重要了。

经常容易感冒的患者属于中医的气虚体质，除了经常感冒外还有容易疲乏、精力差、出虚汗、脾胃功能不佳等表现。当然，有的患者除了容易感冒外其他方面都非常正常，这也是气虚，因为气是人体最重要的防御力。还有的患者可在气虚的基础上还有畏寒怕冷、腰膝酸软、四肢不温的表现，这是合并了阳虚，程度较单纯气虚又加重了一层。

调 养 基 本 方

黄芪300克、党参300克、太子参150克、白术120克、防风120克、淮山药150克、熟地黄240克、山茱萸150克、茯苓150克、牡丹皮90克、仙灵脾150克、巴戟天150克、黄精150克、枸杞150克、玉竹150克、菟丝子150克、补骨脂150克、升麻90克、柴胡90克、神曲150克，浓煎取汁。

> 另：阿胶 300 克、龟甲胶 100 克、生晒参 150 克、蛤蚧 2 对、紫河车 60 克、冰糖 150 克、饴糖 150 克，收膏。

加减法

合并阳虚者： 加肉桂 60 克、附子 90 克，阿胶 200 克，鹿角胶 100 克。

大夫贴心提示

感冒发作时以控制疾病、缓解症状为主，暂不宜服用膏方。膏方调养应在感冒恢复期进行。

2. 咳嗽

证候

咳嗽是生活中常见的症状，一般急性或亚急性咳嗽（持续 8 周以内）多见于各种呼吸道的感染，一般治疗休息即可，通常无需膏方调理。但是，慢性咳嗽（持续 8 周以上）经各项检查都没发现什么异常，西药、中成药治疗效果不佳的，可以用膏方调治。

还有一部分人群属于经年久咳，或每到换季即要发作，或经常容易受各种刺激诱发咳嗽，如因着凉，或因闻到刺激性油烟异味，或因花粉、粉尘、虫螨过敏，或因食用鱼虾等，常常迁延难愈，病程较长者，也非常适宜膏方调养预防。

慢性咳嗽以干咳为主

基 本 调 养 方

黄荆子150克、开金锁300克、胡颓叶150克、桔梗60克、杏仁90克、生甘草90克、前胡150克、桑叶150克、荆芥90克、陈皮90克、百部90克、紫菀150克、款冬花150克、乌梅90克、五味子90克、桑白皮150克、南沙参150克、北沙参150克、麦冬150克、玉竹150克、党参150克、黄芪150克、仙灵脾150克、巴戟天150克，浓煎取汁。

另：阿胶200克、龟甲胶100克、生晒参120克、蛤蚧2对、紫河车50克、冰糖200克、饴糖200克，收膏。

慢性咳嗽伴咳痰（色白，或透明，或泡沫状）

● 基 本 调 养 方

　　法半夏 120 克、陈皮 120 克、茯苓 300 克、白术 120 克、苍术 90 克、制南星 90 克、紫苏子 120 克、莱菔子 150 克、白芥子 120 克、黄荆子 300 克、开金锁 300 克、胡颓叶 150 克、桑白皮 150 克、五味子 90 克、干姜 60 克、细辛 30 克、川贝母 60 克、浙贝母 150 克、炙麻黄 60 克、杏仁 90 克、党参 150 克、黄芪 150 克、仙灵脾 150 克、巴戟天 150 克、甘草 90 克，浓煎取汁。

　　另：阿胶 150 克、龟甲胶 100 克、生晒参 120 克、蛤蚧 2 对、紫河车 50 克、冰糖 200 克、饴糖 200 克，收膏。

加减法

　　咽痒： 加僵蚕 60 克、蝉蜕 60 克、防风 90 克、薄荷 50 克。

　　咽干鼻燥： 加生地黄 150 克、玄参 150 克、麦冬 150 克（容易腹泻者减半用）。

咽痛： 加射干 120 克、玄参 150 克、板蓝根 150 克。

痰色黄白兼有： 去掉干姜、细辛，加蒲公英 150 克、紫花地丁 150 克、黄芩 150 克。

痰黏，咯吐不畅快： 加枳实 90 克、竹茹 90 克、瓜蒌仁 150 克。

伴恶心、干呕： 加旋覆花 150 克、代赭石 300 克。

伴食欲不振、腹胀： 加厚朴 90 克、枳壳 120 克、鸡内金 150 克、白豆蔻 150 克。

经常发作咳嗽迁延不愈者调理预防

基本调养方

黄芪 240 克、白术 120 克、防风 90 克、党参 150 克、仙灵脾 150 克、巴戟天 150 克、菟丝子 150 克、补骨脂 150 克、南沙参 150 克、北沙参 150 克、麦冬 150 克、天冬 150 克、黄精 150 克、玉竹 150 克、半夏 90 克、紫菀 120 克、款冬花 120 克、陈皮 90 克、茯苓 300 克、黄荆子 150 克、胡颓叶 150 克、开金锁 150 克、桑白皮 150 克、紫苏子 90 克，浓煎取汁。

> 另：阿胶 200 克、龟甲胶 100 克、生晒参
> 150 克、枫斗 50 克、蛤蚧 2 对、紫河车 50 克、
> 冰糖 200 克、饴糖 200 克，收膏。

大夫贴心提示

如痰量明显增多，黄脓痰，气味腥臭，痰中带血丝，应当及时就诊，明确病因，暂不宜膏方调养。

3. 哮喘

证候

哮喘是以发作性的胸闷、喘促、呼吸困难为主要的特征。常常因接触了各类过敏物质（比如花粉、尘螨、霉菌、宠物脱落的毛屑）等引发。轻者可自行缓解，重者需要药物治疗才能缓解，最严重的可持续很长时间不缓解，对于药物的反应也不理想。通常发作过后进入缓解期，有的患者可以一点症状也没有，完全如同常人，也有部分患者仍有胸闷、喘息的症状，只是不太严重，稍用吸入的解痉剂即可缓解。这个相对稳定的阶段是膏方调养的

良好时机。哮喘患者可伴有咳嗽、咽痒、鼻痒、鼻塞、咳痰（一般量不多，色白）以及皮肤容易过敏瘙痒等表现。从中医角度来看哮喘本质是脾肾不足，又以脾肾阳虚为主，所以膏方调养应以调补脾肾阳气为重点。

调 养 基 本 方

　　黄芪300克、党参300克、太子参150克、白术120克、防风120克、法半夏150克、制南星150克、黄荆子300克、胡颓叶150克、野荞麦根300克、白果100克、仙灵脾150克、巴戟天150克、菟丝子150克、补骨脂150克、葫芦巴150克、淮山药150克、熟地黄240克、山茱萸120克、牡丹皮90克、茯苓150克、厚朴90克、白豆蔻60克。

　　另：阿胶300克、龟甲胶150克、生晒参150克、蛤蚧2对、紫河车60克、冰糖150克、饴糖150克，收膏。

加减法

胸闷：加川芎90克、薤白120克。

痰多：加桔梗 60 克、陈皮 90 克。

鼻痒、鼻塞、清涕：加苍耳子 90 克、辛夷 90 克、白芷 120 克。

皮肤瘙痒：加蝉蜕 60 克、僵蚕 60 克、荆芥 90 克。

阳虚明显：加肉桂 60 克、附子 90 克，阿胶 200 克，加鹿角胶 100 克。

大夫贴心提示

一般哮喘服用膏方期间如果发生病情加重或者反复，如尚能耐受，增加吸入药物剂量即可控制，那么可以不必停用膏方。但是如果出现严重的喘促憋闷，端坐呼吸、不能平卧、痰多色黄应暂停膏方，及时就医治疗控制症状为先。

4. 鼻塞

鼻塞是困扰我们生活的常见症状，有些只是发生在感冒时的伴随症状，但是很多情况下是由于过敏性鼻炎长期反复发作导致的，非常痛苦。秋冬季特别严重，闻到异味、花粉、灰尘或是气温突然降低或是早晨起床时容易发作。通常伴有喷嚏、鼻痒、清涕，严重者还会出现头痛。病程较长的还会影响嗅觉导致不辨香臭。合并感染时可出现鼻出血、黄脓涕。鼻塞的主要体质问题是寒湿、寒痰阻塞鼻窍，所以膏方调养以温阳通窍为主要法则。

调 养 基 本 方

桂枝 90 克、附子 90 克、黄芪 180 克、党参 150 克、苍耳子 90 克、茜草 90 克、羌活 90 克、防风 90 克、藁本 90 克、川芎 90 克、白芷 150 克、辛夷 150 克、桔梗 60 克、连翘 120 克、薄荷 60 克、黄芩 90 克、白术 90 克、苍术 90 克、仙灵脾 150 克、巴戟天 150 克、菟丝子 150 克、补骨脂 150 克、熟地黄 240 克、黄精 150 克，浓煎取汁。

另：阿胶 300 克、龟甲胶 150 克、生晒参 150 克、蛤蚧 2 对、紫河车 60 克、冰糖 150 克、饴糖 150 克，收膏。

加减法

鼻痒、喷嚏： 加僵蚕 60 克、蝉蜕 60 克、荆芥 90 克。

嗅觉减退： 加菖蒲 150 克、郁金 150 克。

阳虚明显： 加鹿角片 90 克，阿胶 200 克，加鹿角胶

100克。

大夫贴心提示

合并感染时应暂停膏方。可以用淡盐水冲洗鼻腔，帮助将鼻腔的分泌物引流干净，待出血停止、鼻涕颜色转清后再继续服用。

5. 气短

气短也是呼吸困难的一种形式，它不同于哮喘的呼吸困难是以呼出肺内气体受限制为主，所以憋闷感特别明显。气短是以吸入空气受限为主，常觉得吸气不足、吸气不深，呼吸浅而频率快，这是其特征。通常活动后明显加重，严重者即使很轻微的动作或是说话时间久了也会觉得气短。一般是心肺慢性疾病后期的表现，比如冠心病、风心病、哮喘、慢性阻塞性肺疾病、间质性肺病、肺源性心脏病等。在中医看来，气短主要是这些慢性疾病持续进展最后损伤到肾脏，引起的肾不纳气。中医学认为呼气的过程由肺主导，而吸气的过程除了肺还需要肾的协助，才能使呼吸保持一定的深度，这就是肾的纳气功能，所以气短的主要调养是补肾纳气。

调养基本方

黄芪 240 克、党参 150 克、太子参 150 克、白术 90 克、防风 90 克、仙灵脾 150 克、巴戟天 150 克、菟丝子 150 克、补骨脂 150 克、枸杞 150 克、熟地黄 150 克、生地黄 150 克、淮山药 300 克、山茱萸 120 克、北沙参 150 克、南沙参 150 克、麦冬 150 克、桑白皮 150 克、葶苈子 150 克、苏子 90 克、丹参 150 克、桃仁 90 克、牡丹皮 90 克、茯苓 150 克、降香 60 克、沉香 30 克。

另：阿胶 300 克、龟甲胶 150 克、生晒参 150 克、蛤蚧 3 对、紫河车 60 克、枫斗 30 克、冰糖 150 克、饴糖 150 克，收膏。

加减法

痰多： 加半夏 120 克、陈皮 90 克。

咳嗽： 加黄荆子 300 克、胡颓叶 150 克、野荞麦根 300 克。

心悸、心慌： 加紫石英 150 克、龙骨 150 克。

便秘或大便不畅： 加玄参 150 克、瓜蒌子 150 克、肉苁蓉 150 克。

下肢浮肿： 加白芍 300 克、泽兰 150 克、附子 90 克、车前子 150 克、葫芦巴 120 克。

大夫贴心提示

气短是各种心肺疾病比较严重的一个表现，所以针对原发疾病的治疗应该是基础，再辅以膏方调治则可以起到进一步改善症状、提高生活质量以及延缓疾病进展的作用。

6. 咽喉不适

咽喉是人体内外交通的重要窗口，正常情况下外界的空气和饮食通过咽喉进入肺胃，肺胃的浊气也通过咽喉排出体外，达到一个非常平衡的状态。但是在病理状态下，咽喉又最容易受到体内外各种邪气的侵犯。外界的风寒燥热等邪气，体内的湿浊虚火（尤其是来自肺胃的）都会侵犯咽喉，反复发作很容易演变为慢性病变过程，从而一直困扰患者，稍有不慎则原有症状发作加重。咽喉不适的临床表现多种多样，常见的有咽干、咽痒、咽部异物感、烧灼感、阻塞感，可有少量黏痰。或者有的患者就是莫名的不适，不能描述。经常因为讲话过多或者气候转变或者遇有辛辣刺激的气味食物就会诱发加重。严重时则会出现咽痛、红肿、咳嗽、痰多、声音嘶哑。造成咽喉不适慢性过程的主要原因是人体自身的正气不足，不能抵御外邪导致咽喉受损伤，另一方面体内产生的虚火痰浊也经常侵犯咽喉，这两方面的病因又常常互相纠缠，所以导致症状顽固难愈。膏方的调养主要是益气养阴，清热利咽化痰。

调 养 基 本 方

南沙参150克、北沙参150克、麦冬150克、天冬150克、生地黄150克、熟地黄150克、玄参150克、黄芪240克、党参150克、太子参150克、防风90克、白术90克、仙灵脾150克、巴戟天150克、射干90克、连翘90克、芦根150克、白薇150克、枇杷叶90克、半夏120克、陈皮90克、茯苓150克、枳壳90克、柴胡90克、僵蚕60克、蝉衣60克、黄芩90克、茵陈90克。

另：阿胶200克、龟甲胶150克、鳖甲胶100克、西洋参120克、枫斗50克、冰糖150克、饴糖150克，收膏。

加减法

咽痒：加竹叶 90 克、薄荷 50 克。

咽干：加天花粉 150 克。

烧灼感明显：加桑白皮 150 克、马勃 30 克。

痰多：加桔梗 60 克、天竺黄 90 克。

如平素大便不实或容易腹泻：减去玄参、生地黄。

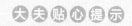

如遇伤风感冒，咽喉不适加重，尤其是出现咽喉红肿、痰多色黄、咽痛明显时，请暂停服用膏方。

7. 口腔溃疡

口腔溃疡的主要症状是口腔黏膜的破损，暴露黏膜下的神经受到刺激而产生疼痛、灼热等感觉，有时妨碍进食。可以观察到大小不等、深浅不一的黏膜破损，可以独个发作，也可以数个同时出现。一般来说，溃疡面越深越大则越严重。口腔溃疡的反复发作是一件很痛苦的事情。由于疼痛所致的躯体不适常会影响到精神心理方面而使人的生活工作受到明显的困扰。部分患者还可因为口腔溃疡疼痛而影响食物的咀嚼导致吸收障碍产生营养不良。口腔溃疡和人体的体质关系密切，也和日常生活中的饮食习惯和作息规律有关。一般多见于疲劳、熬夜之后，进食辛辣刺激饮食。所以好发人群的基本体质是气阴两虚，在此基础上常合并有火热、湿浊等因素。中医膏方调养生的重点在益气养阴，兼顾清虚火除湿邪。

调养基本方

黄芪 240 克、党参 150 克、太子参 150 克、白术 90 克、南沙参 150 克、北沙参 150 克、麦冬 150 克、天冬 150 克、玉竹 150 克、女贞子 150 克、墨旱莲 150 克、熟地黄 150 克、生地黄 150 克、白薇 150 克、黄连 60 克、知母 90 克、牡丹皮 90 克、茵陈 90 克、桑白皮 150 克、淡竹叶 90 克、五倍子 90 克、芦根 150 克、牛膝 150 克、肉桂 30 克、黄柏 90 克、生甘草 60 克，浓煎取汁。

另：阿胶 200 克、龟甲胶 100 克、鳖甲胶 100 克、西洋参 150 克、枫斗 30 克、冰糖 150 克、饴糖 150 克，收膏。

加减法

伴便秘、咽干、口臭：加石膏 150 克、玄参 180 克、栀子 90 克、制大黄 60 克。

伴头痛、烦躁易怒、情绪焦虑：加白芍 150 克、龙胆草 90 克、钩藤 120 克。

经期容易发作：加益母草 150 克、丹参 180 克、当归 150 克。

伴短气乏力、容易腹泻：加升麻 90 克、柴胡 90 克。

大夫贴心提示

气阴两虚是口腔溃疡最常见的原因，当然也有一部分患者是阳虚体质，也可导致此病。这种情况一般非专业人员较难把握。所以这部分患者请在专业中医师指导下进行膏方养生。

8. 多汗

出汗本是人体正常的生理现象，可以起到调节体温、排湿排毒等多种对人体有益的效用。而多汗是指在相同的气候环境条件下，比正常人群明显汗多，甚至大汗淋漓的一种病理状态。一般发生在清醒状态下的称为自汗，睡眠中出汗，醒后自止的称为盗汗。自汗一般属于气虚或阳虚体质，临床还常伴有恶风怕冷，容易感冒，稍动即汗，体倦乏力，少气懒言，精神不振等表现。常因情绪波动、紧张恐惧或进食辛辣等原因而诱发或加重。盗汗属于阴虚体质，常伴有五心烦热、潮热颧红、口渴咽干、舌质红而舌苔少甚至没有舌苔。阴虚的基础上有时还会合并有郁热或湿热的特点，表现为自觉身热如蒸、口臭、小便黄、大便干燥、舌苔厚或黄。有部分患者的出汗主要发生在身体的某一个局部，如手足心、额头、面颊、胸口等。这是因为该处气血循行不畅在局部形成瘀阻而导致的，在整体治疗的基础上还要调畅气血。

自 汗 调 养 基 本 方

黄芪 300 克、党参 300 克、太子参 150 克、白术 120 克、防风 90 克、浮小麦 150 克、糯稻根 150 克、龙骨 150 克、牡蛎 150 克、麻黄根 150 克、麦冬 150 克、五味子 90 克、黄精 150 克、山茱萸 150 克、茯苓 150 克、仙灵脾 150 克、巴戟天 150 克、补骨脂 150 克、菟丝子 150 克、龙眼肉 150 克、炙甘草 90 克，浓煎取汁。

另：阿胶 200 克、龟甲胶 100 克、人参 150 克、蛤蚧 2 对、冰糖 150 克、饴糖 150 克，收膏。

盗汗调养基本方

当归 150 克、黄芪 150 克、生地黄 150 克、熟地黄 150 克、黄连 60 克、黄芩 120 克、黄柏 90 克、玄参 150 克、麦冬 150 克、五味子 90 克、枸杞 150 克、银柴胡 150 克、白薇 150 克、知母 90 克、牡丹皮 90 克、牡蛎 300 克、浮小麦 150 克、碧桃干 150 克、麻黄根 150 克，浓煎取汁。

另：阿胶 100 克、龟甲胶 100 克、鳖甲胶 100 克、西洋参 150 克、铁皮枫斗 20 克、冰糖 150 克、饴糖 150 克，收膏。

加减法

恶风、周身酸楚、时寒时热：加桂枝 90 克、白芍 150 克。

容易情绪波动、紧张者：加酸枣仁 150 克、远志 60

克、柏子仁 90 克、茯神 150 克。

郁热明显： 加龙胆草 90 克、桑叶 120 克、淡竹叶 90 克、连翘 120 克。

湿重者，苔厚白腻、身困重、头重： 加厚朴 60 克、藿香 90 克、半夏 90 克。

局部出汗明显： 加丹参 180 克、川芎 90 克、羌活 90 克。

大夫贴心提示

一般情况下自汗多属于气虚或阳虚，盗汗多属于阴虚，但有些患者病情较复杂，也可出现气虚盗汗、阴虚自汗，甚至气阴两虚、阴阳两虚的体质，不容易把握。所以如遇这些情况应咨询专业中医师，在其指导下进行膏方养生。

9. 心悸

心悸是指自觉有明显的心跳感、心慌不安、心跳停顿等异常感觉，在心电图上可表现为多种心律失常。一部分心悸的患者可以查到明确的心脏器质性疾病，比如冠心病、肺心病、风心病等，这种情况下应加强原发疾病的治疗和控制。而临床上大多数心悸是功能性的，也就是说心脏本身没有器质性的损伤，而是由于病毒感染、长期熬夜、疲劳、情绪波动，经受刺激以及饮用咖啡、浓茶等饮料引起的，其中以病毒感染所致的病毒性心肌炎最为常见，容易反复发作，迁延不愈。这部分人群膏方调理的效果比较理想。心悸患者的体质特点是心气不足，心血亏虚以及心阴虚损，在此基础上又常合并有痰饮、瘀血和虚火的表现。如痰饮表现为胸闷痞满，恶心眩晕；瘀血表现为胸闷胸痛，唇舌紫暗；虚火则表现为心烦不安，手足心热、失眠多梦。

调 养 基 本 方

党参 180 克、黄芪 180 克、炙甘草 120 克、当归 150 克、龙眼肉 150 克、白芍 150 克、生地黄 150 克、熟地黄 150 克、天冬 150 克、麦冬 150 克、石菖蒲 120 克、远志 60 克、茯神 150 克、黄连 60 克、肉桂 60 克、龙骨 240 克、牡蛎 240 克、琥珀 60 克、磁石 240 克、珍珠母 240 克、酸枣仁 150 克、木香 60 克、五味子 90 克、甘松 150 克，浓煎取汁。

另：阿胶 200 克、龟甲胶 150 克、西洋参 150 克、枫斗 20 克、冰糖 150 克、饴糖 150 克，收膏。

加减法

痰饮： 加半夏 90 克、竹茹 90 克、薤白 90 克、枳实 90 克。

瘀血： 加丹参 150 克、桃仁 120 克、川芎 90 克、郁金 90 克。

虚火： 加龟甲 150 克、知母 120 克、黄柏 90 克、玄参 150 克。

大夫贴心提示

初次出现心悸症状，请先去心脏专科就诊，排除器质性问题及心肌缺血、电解质紊乱等问题后，再根据情况酌情进行膏方调理。

10. 胸闷

胸闷指胸部胀闷，甚则如窒如塞，可以局限于胸口局部，也可以广泛至整个胸部或连及胁肋部位。胸闷常可伴有胸痛的症状，一般多为短暂性的刺痛、闷痛，程度不严重。可放射至左肩背或左臂内侧。病程较久者发作更加频繁、程度也较严重。胸闷常因劳累、饱食、受寒、情绪波动等诱发或加重。有时还可伴有呼吸困难，活动受限，疲乏无力等症状。心肺两个主要脏器的疾病都可以引起胸闷，但肺病所致的多还伴有喘促、咳嗽、咯痰等呼吸道症状，所以可以参看其他各章节，这里主要介绍由心脏引起的胸闷。心电图、超声心动图、冠状动脉 CT 检查可发现心肌缺血、冠状动脉狭窄或心脏结构性改变，但大多数早期病变这些检查都表现为正常。经常容易胸闷的患者其体质特点是气滞血瘀，阻碍了心主行血的功能，所以养生原则是行气活血化瘀。病变时间较久者往往因实致虚，需要兼顾扶正，配合益气健脾补肾等治疗。

调 养 基 本 方

瓜蒌皮 150 克、瓜蒌子 90 克、薤白 90 克、半夏 90 克、茯苓 150 克、陈皮 90 克、当归 150 克、赤芍 90 克、川芎 90 克、桃仁 90 克、红花 90 克、郁金 90 克、莪术 90 克、丹参 150 克、三七 60 克、柴胡 120 克、枳壳 90 克、桂枝 90 克、檀香 60 克、党参 150 克、黄芪 180 克、麦冬 150 克、五味子 90 克、砂仁 30 克，浓煎取汁。

另：阿胶 200 克、龟甲胶 100 克、人参 150 克、冰糖 150 克、饴糖 150 克，收膏。

加减法

兼胸痛者： 加乳香 60 克、没药 60 克、延胡索 120 克、青皮 90 克。

心悸心慌者： 加远志 60 克、琥珀 30 克、龙骨 150 克、牡蛎 150 克。

心烦失眠者： 加酸枣仁 150 克、知母 90 克、白芍 150 克、钩藤 150 克。

口干舌燥、大便干燥者： 加玄参 180 克、生地黄 150 克、何首乌 150 克。

畏寒肢冷、腰膝酸软者： 加制附子 90 克、补骨脂 150 克、杜仲 150 克。

大夫贴心提示

女性月经期，尤其是经量较多者，以及有出血者或出血倾向者，比如容易牙龈出血、鼻出血或经常皮下淤青者请勿自行服用本方。若发现大便色黑，光亮如柏油样也停止服用，尽快去医院检查大便。

11. 失眠

失眠通常就是指睡不着觉，但是仔细分析大致可以分为以下四种基本情况：

①入睡困难，需要很长时间才能入睡，甚则整夜睡不着。

②睡眠时间短，醒后不能再睡着。

③时睡时醒，容易醒来。

④似睡非睡，乱梦纷纭，醒来后仍觉疲劳，好像没有睡过一样。

大多数失眠属于神经衰弱而查不到器质性疾病，多与长期操劳、熬夜、精神紧张、压力过大以及和嗜食兴奋性饮料如浓茶、咖啡、酒有关。中医理论认为"心神"是控制睡眠的关键，如果人体阴血充足，心神可以得到很好的滋养，那么它在夜间就能很顺利地转入静息状态从而使人进入睡眠状态。反之，阴血亏虚不能滋养心神则心神躁动不安影响睡眠。所以失眠的主要体质问题是阴血不足，在此基础上又可出现痰热、虚火、肝气不舒等因素，要兼顾调养。

调养基本方

天冬 150 克、麦冬 150 克、生地黄 150 克、熟地黄 150 克、玄参 150 克、当归 150 克、龙眼肉 150 克、酸枣仁 150 克、柏子仁 150 克、党参 150 克、太子参 150 克、丹参 150 克、知母 90 克、白芍 180 克、茯神 150 克、合欢皮 150 克、夜交藤 90 克、龙骨 180 克、珍珠母 150 克、木香 90 克、肉桂 60 克、黄连 30 克。

另：阿胶 150 克、龟甲胶 150 克、西洋参 150 克、枫斗 30 克、哈士蟆 60 克、冰糖 150 克、饴糖 150 克，收膏。

加减法

伴头痛、胸闷、心烦口苦，舌苔厚腻： 加苍术 90 克、法半夏 90 克、黄芩 90 克、竹茹 90 克、枳实 90 克。

伴胸胁胀满，经常叹息，急躁易怒： 加山栀 90 克、香附 90 克、郁金 120 克、佛手 90 克。

伴容易惊恐、神思不定、心虚胆怯： 加远志 60 克、石菖蒲 120 克、龙齿 150 克、浮小麦 150 克。

大夫贴心提示

膏方调养同时应戒除熬夜、饮酒，劳逸结合，并积极调整自身的负面情绪，保持心情舒畅。总之，良好的生活习惯和规律的作息是治疗失眠的基础。

12. 胃痛

胃痛的主要发生部位是在心窝以下肚脐以上的范围，常常伴有腹胀满闷，食欲不振，反酸水或苦水，嘈杂、呕吐等症状。很多原因可以导致胃痛，最常见的有过饥过饱，进食辛辣刺激或生冷食物，三餐不规律，受寒着凉，也有的病人在情绪波动时容易发作。胃痛产生的根源是"不通则痛"，胃是人体五脏六腑中的六腑之首，中医理论认为"六腑以通为用"，也就是说胃肠像一条管道，食物通过这条管道进行消化吸收变为营养物质，余下的渣滓被排出，这一过程需要时刻保持通畅，如果不通畅则会导致胃肠中气血津液的停滞而产生疼痛的症状。所以胃痛的基本体质问题是上述这些原因长期反复存在损伤脾胃导致脾胃运化功能失调，胃气不通畅而产生的。故而膏方调养的关键是健脾和胃，调畅气机。

调 养 基 本 方

党参 150 克、黄芪 90 克、白术 120 克、炙甘草 90 克、柴胡 90 克、陈皮 90 克、白芍 150 克、枳实 120 克、延胡索 120 克、桂枝 90 克、大枣 150 克、淮山药 150 克、鸡内金 150 克、香橼 90 克、佛手 120 克、绿萼梅 90 克、黄精 150 克、砂仁 60 克、香附 90 克、炒麦芽 120 克、薏苡仁 150 克、百合 150 克、台乌药 120 克。

另：阿胶 200 克、龟甲胶 100 克、人参 150 克、石斛 150 克、冰糖 140 克、饴糖 150 克，收膏。

加减法

受寒或食生冷容易发作，得温则舒缓：加高良姜 90 克、荜澄茄 60 克。

消化不良，食即饱胀疼痛，嗳气常有食物嗅味：加山楂 150 克、神曲 150 克。

情绪波动引发：加郁金 120 克、木香 60 克、龙骨 150 克。

反酸水或苦水：加吴茱萸 60 克、黄连 60 克、煅瓦楞

150 克、乌贼骨 150 克。

病程较长，痛处固定如针刺样属于有瘀血：加蒲黄 120 克、五灵脂 90 克、丹参 150 克、檀香 90 克。

大夫贴心提示

胃痛多因生活饮食不规律、饮食习惯不良引起的，所以膏方调养的同时应该保持正常的三餐规律，摄入食物均衡，戒烟酒，少食辛辣刺激、生冷、偏硬等容易诱发发作的食物。

13. 消化不良

中医养生十分重视人的脾胃功能，因为人体内除了父母遗传给我们的先天精气外，就是靠脾胃运化吸收食物中的精华来充养我们的体魄，我们称之为后天之精。同时，先天之精也需要后天之精的滋养才能不断地发挥作用。所以古代的中医大家曾提出过"补肾不如补脾"的养生观点。

那么在日常生活中，脾胃很容易受一些不良的生活习惯损害而出现各种消化不良的情况，比如饮食不节、饥饱无常、嗜食偏食辛辣生冷、过度烟酒等，当然也有一部分是先天不足，从小就脾胃运化不佳、消化不良。还有就是大病久病之后或某些副作用较大的药物如抗肿瘤化疗药物也可导致消化不良。

消化不良有很多表现，轻者表现为食欲不振、进食不香、饭量减少、食后饱胀，较重者进食数小时后仍可嗳出食物嗅味或酸腐味，频频腹泻，严重者可见粪便中有较多未消化的食物残渣。长期消化不良可导致消瘦、神疲乏力、面色萎黄、毛发稀疏无光泽，严重的还可引起胃、子宫等脏器下垂。消化不良主要是脾胃气虚导致运化功吸收能减退，故养生重点在益气健脾。

调养基本方

党参240克、太子参150克、黄芪120克、白术150克、茯苓300克、炙甘草120克、淮山药150克、鸡内金150克、薏苡仁150克、山楂150克、神曲150克、炒麦芽90克、龙眼肉150克、木香90克、砂仁60克、白豆蔻60克、升麻90克、柴胡90克、陈皮90克、半夏90克、白扁豆150克、莲肉150克。

另：阿胶200克、龟甲胶100克、人参180克、蛤蚧2对、冰糖150克、饴糖150克，收膏。

加减法

腹胀明显：加厚朴 60 克、槟榔 60 克、草果 30 克。

大便完谷不化：加吴茱萸 60 克、补骨脂 120 克、肉豆蔻 60 克。

饮冷着凉容易腹痛腹泻，畏寒肢冷：加益智仁 120 克、台乌药 90 克、桂枝 120 克、白芍 90 克。

面色萎黄，毛发稀疏无光泽：加当归 150 克、熟地黄 150 克、黄精 150 克、枸杞 150 克。

14. 腹泻

腹泻可能每个人都经历过，平时吃了不干净的东西引起的急性肠炎或胃肠炎，腹泻就是其主要症状。这样的腹泻我们称之为感染性腹泻，平时应以预防为主，注意饮食卫生，无需膏方调理。但是临床上还有很多病人处于一种慢性腹泻状态，经常大便次数较正常人多，粪质稀薄，可伴有腹痛、腹胀、恶心、消化不完等症状。还有一些患者的腹泻不呈慢性状态，但是比正常人容易腹泻，稍受刺激便会发生，如冰箱存放的食物未完全加热即食，或饮食生冷，或受寒着凉，也会马上腹泻不止，甚至有的人情绪波动、精神紧张也会急着上厕所排便。这种情况我们称之为肠易激惹综合征，和感染性腹泻有很大区别。这主要是自身体质的问题。我们的脾脏有主导人体气的上升作用，胃有主导气的下降作用，正常情况下这种升降之间是保持平衡的，这样消化道的功能也就正常。如果脾气虚弱，升降失衡，降大于升则容易出现腹泻。所以脾虚体质是腹泻的根本，在此基础上可兼有湿浊、肝气郁结、肾阳不足等体质因素。

调养基本方

党参 180 克、太子参 150 克、黄芪 150 克、茯苓 150 克、白术 120 克、白扁豆 150 克、陈皮 90 克、淮山药 150 克、炙甘草 90 克、莲肉 150 克、砂仁 60 克、薏苡仁 150 克、柴胡 90 克、葛根 150 克、石榴皮 90 克、辣蓼草 90 克、诃子 90 克、山茱萸 120 克、桂枝 90 克、黄连 30 克、黄芩 90 克、干姜 60 克、炙甘草 90 克。

另：阿胶 250 克、人参 150 克、冰糖 150 克、饴糖 150 克，收膏。

加减法

食冷受寒容易腹泻：加吴茱萸 60 克、丁香 60 克、附子 90 克。

情绪影响腹泻：加香附 60 克、郁金 120 克、龙骨 150 克、牡蛎 150 克。

腹痛即泻，泻后痛缓：加防风 90 克、白芍 150 克。

清晨腹泻，完谷不化：加吴茱萸 60 克、补骨脂 150 克、五味子 90 克、肉豆蔻 60 克。

15. 便秘

这里讲的便秘主要是指习惯性便秘，也就是排除器质性疾病，比如肠道本身有肿瘤狭窄梗阻所致的，还有就是排除药物所致的，比如吗啡类的镇痛药所致的便秘。习惯性便秘是指排便出现以下三方面的异常：

一是粪质干燥硬结。

二是排便周期延长，两三天或更长的时间才排便。

三是排便困难费力。

其中第三点最为重要，因为有些人长期两三天排便一次，但排便非常顺畅，不能判定为便秘。便秘常伴有腹胀、腹痛、嗳气、口臭、食欲不振、头痛头晕、心烦失眠等表现。由于长期便秘还可引起痔疮、肛裂、大肠癌、皮肤色素沉着、痤疮等继发性改变。排便时用力过度还可诱发气胸、心梗、中风等高危病情，所以千万不能轻视。

中医对排便有个很形象的认识，把肠道看作河流，粪便就是河中行驶的舟船，便秘就是船在河道中行驶不畅，形成阻塞。最常见的原因就是河里的水少了，船都搁浅了。所以说便秘多见于老年人，因为随着年龄的增长，人体津液的消耗大于补充，最明显的就是老年人的皮肤比年轻人干燥、弹性差，同样肠中的水分津液也是减少的，出现肠燥津亏的体质特点而很容易导致便秘。而现在我们临床上发现年轻人便秘也不少，问题同样也是肠燥津亏，但是年轻人主要不是生理的退变所致，是由于不良生活饮食习惯，如熬夜、起居不规律、长期烟酒、喜食油炸烤炙食物，饮食结构不合理，肉类过多，蔬果较少等，这些都可以产生内火，消耗肠道的津液。所以便秘主要是要改善肠道的环境使粪便易于排出，膏方调养原则是养阴润燥，增水行舟。

调养基本方

玄参 180 克、麦冬 180 克、生地黄 180 克、黄芪 240 克、当归 150 克、牛膝 150 克、肉苁蓉 150 克、升麻 90 克、泽泻 90 克、枳壳 90 克、厚朴 90 克、木香 60 克、乌药 90 克、槟榔 60 克、瓜蒌仁 120 克、玉竹 150 克、知母 90 克、白芍 150 克、白术 150 克、决明子 150 克。

另：阿胶 200 克、龟甲胶 100 克、西洋参 120 克、枫斗 30 克、饴糖 150 克、冰糖 150 克，收膏。

加减法

口苦咽干、胸胁胀满：加栀子 90 克、龙胆草 90 克、天花粉 150 克。

心烦失眠：加黄连 60 克、黄柏 90 克、酸枣仁 150 克、柏子仁 150 克。

肛裂或痔疮出血：加地榆 120 克、牡丹皮 120 克。

口臭：加紫苏 120 克、佩兰 120 克、制大黄 90 克。

气虚明显者：加太子参 150 克、党参 150 克。

大夫贴心提示

孕妇产后也很容易出现便秘，这主要是生产过程耗伤气血所致，尤其是失血较多，因为中医认为"津血同源"，所以也很容易造成肠道津亏便秘，再加上气虚无力推动。这种情况和习惯性便秘在中医的调养上是有所区别的。根据刚才介绍的产后便秘的形成机制，膏方调养应以补气血为主，可参看体质篇中的气血两虚调养。

16. 肋痛

肋痛的具体部位是指侧胸部、腋窝以下到肋骨尽处的地方。此处的疼痛可表现为走窜不定的胀痛，这多是气滞所致；也可表现为部位较固定的刺痛，这多是血瘀所致。除了疼痛还常常伴有胸闷不舒，喜欢叹气，胃痛腹胀，急躁易怒或郁郁不欢等表现。病程较久还可能伤及阴血出现阴虚血虚的表现。肋肋部位是肝经分布的地方，所以这一症状与肝脏的关系密切，基本体质是肝气不舒畅，所以会出现其经络分布部位的疼痛。由于中医认为肝还有"藏血液"的功能，所以肝气不畅往往又可影响血行，出现瘀血，后期则出现耗血、血虚的表现。现代临床上各类肝胆疾病，如慢性肝炎、慢性胆囊炎、胆结石以及肋间神经炎、胸膜的病变以胁痛为主者均可参照此篇调养。

调养基本方

柴胡 120 克、香附 90 克、枳壳 120 克、川芎 120 克、白芍 150 克、赤芍 90 克、郁金 120 克、延胡索 120 克、桃仁 90 克、莪术 90 克、三七 60 克、当归 150 克、枸杞 150 克、生地黄 150 克、北沙参 150 克、丹参 150 克、麦冬 150 克、菊花 150 克、女贞子 150 克、炒蒲黄 150 克。

另：阿胶 100 克、龟甲胶 100 克、鳖甲胶 100 克、藏红花 20 克、铁皮枫斗 20 克、冰糖 150 克、饴糖 150 克，收膏。

加减法

胁肋牵扯性疼痛，心烦急躁，口干口苦：加牡丹皮 90 克、栀子 90 克、黄芩 90 克。

头晕头胀，眼花目胀：加钩藤 90 克、牛膝 120 克、墨旱莲 150 克。

食欲不振，恶心嗳气：加半夏 90 克、竹茹 90 克。

心烦失眠：加五味子 90 克、酸枣仁 150 克。

大夫贴心提示

　　肝胆湿热的体质也可导致胁痛，其表现特点是胁痛灼痛，疼痛较剧烈，胸闷恶心，舌苔厚腻色黄，或者有眼睛、皮肤变黄，小便黄等。这种类型不适合家庭自身应用膏方调养。我们在介绍湿浊的时候也提到过，这里再次强调一下。

17. 头痛

　　中医将头痛分为外感头痛和内伤头痛。外感头痛是指感受外邪引起的头痛，通常是由于风邪所致，可夹有寒、热、湿等不同邪气，最多见的就是感冒当风着凉时发生的头痛，这类头痛只要去除外邪即可，一般无需膏方调养。内伤头痛则有长期反复的慢性发作过程，经久不愈，多因体质失衡引起，膏方调养效果较理想。

　　内伤头痛主要见于两种体质的患者：

　　一种是肝肾不足，精血不能滋养头脑，所以发生疼痛。其特点是头部空痛，不甚严重，但绵绵不休，常伴头晕耳鸣、腰膝酸软或神疲乏力、心悸不安、面无光泽。这一类型的头痛还容易并发肝阳上扰，出现头晕目眩，心烦易怒，面红口苦。

另一种是瘀血体质，其特点是头痛经久不愈，痛处固定，痛如锥刺，较剧烈，有的有头部外伤史。这两种体质的头痛都可兼有痰浊，其特点是头痛昏闷或胀痛，胸膈痞满，恶心，舌苔厚腻。

肝肾不足调养基本方

熟地黄 240 克、山茱萸 120 克、淮山药 150 克、党参 150 克、太子参 150 克、当归 150 克、杜仲 150 克、白芍 150 克、赤芍 90 克、川芎 120 克、枸杞 150 克、首乌 120 克、黄精 150 克、女贞子 150 克、石斛 150 克、桑寄生 150 克、墨旱莲 150 克、龙骨 180 克、牡蛎 150 克、五味子 90 克、桑螵蛸 150 克、桑葚子 150 克、白芷 150 克。

另：阿胶 200 克、龟甲胶 100 克、蛤蚧 2 对、紫河车 60 克、冰糖 150 克、饴糖 150 克，收膏。

瘀血调养基本方

当归尾 120 克、桃仁 90 克、红花 90 克、川芎 120 克、赤芍 90 克、生姜 90 克、葱白 90 克、白芷 120 克、蔓荆子 120 克、石菖蒲 120 克、郁金 120 克、黄芪 120 克、桂枝 90 克、僵蚕 60 克、地龙 60 克、蜈蚣 30 克、知母 60 克、黄柏 60 克、川牛膝 150 克、制大黄 60 克。

另：阿胶 200 克、龟甲胶 100 克、人参 150 克、藏红花 20 克、冰糖 150 克、饴糖 150 克，收膏。

加减法

肝阳上扰：加钩藤 120 克、石决明 150 克、牛膝 150 克、夏枯草 90 克。

痰浊：加半夏 90 克、南星 90 克、枳实 90 克、竹茹 90 克、白术 120 克、天麻 150 克。

头顶疼痛明显：加羌活 60 克。

两侧头痛明显：加柴胡 90 克。

额头疼痛明显：加葛根 120 克。

脑后连项疼痛明显： 加吴茱萸 60 克、藁本 60 克。

18. 眩晕

眩晕是以头晕眼花为主要症状的一类疾病。眩是眼花，即视物旋转，晕指头晕，两者常常相伴出现。轻者闭目即可缓解，严重者如同乘船时晕船有摇摆不定的感觉，不能站稳，同时可伴有恶心、呕吐、出汗、耳鸣、头痛头胀、失眠等，甚至突然昏倒。现代临床上常见的高血压病、椎基底动脉型颈椎病、脑动脉粥样硬化、脑梗后遗症、梅尼埃病等都以头晕眩晕为主要症状。还有相当一部分患者不能明确诊断，但也查不到明确的病变。这些患者都可以用膏方调养。

眩晕的体质主要见于两类：

一类是气血两虚，因为气血不足不能上升营养头脑所以引起眩晕。其主要特点是眩晕动则加重，劳累容易诱发或加重，面色萎黄或苍白，无光泽，唇甲色淡，心悸失眠，神疲气短。

另一类是肝肾不足，因为肝肾不足容易引起虚风内动上扰头目而引起头晕。其特点是眩晕健忘，腰膝酸软，耳鸣遗精。

这两种基本体质的基础上还可兼有肝火、痰浊、瘀血等因素。所以养生要点是补益气血或补养肝肾，再兼顾清肝祛痰化瘀。

气血不足调养基本方

党参 300 克、黄芪 240 克、太子参 150 克、茯苓 150 克、天麻 150 克、法半夏 90 克、白术 120 克、炙甘草 90 克、当归 150 克、熟地黄 240 克、白芍 150 克、大枣 150 克、淮山药 150 克、龙眼肉 150 克、川芎 90 克、升麻 60 克、葛根 150 克、柴胡 90 克、木香 90 克、陈皮 90 克。

另：阿胶 200 克、龟甲胶 100 克、人参 150 克、紫河车 60 克、冰糖 150 克、饴糖 150 克，收膏。

肝肾不足调养基本方

熟地黄 240 克、山茱萸 120 克、茯苓 150 克、淮山药 150 克、菟丝子 150 克、仙灵脾 150 克、巴戟天 150 克、补骨脂 150 克、肉苁蓉 150 克、杜仲 150 克、枸杞 150 克、牛膝 150 克、龟甲 150 克、龙骨 150 克、牡蛎 150 克、牡丹皮 90 克、知母 90 克、天麻 150 克、白术 150 克、泽泻 90 克、法半夏 90 克。

另：阿胶 150 克、龟甲胶 150 克、西洋参 150 克、蛤蚧 2 对、冰糖 150 克、饴糖 150 克，收膏。

加减法

痰浊，表现为眩晕、头重昏蒙，胸闷恶心，舌苔厚腻：加枳实 90 克、竹茹 90 克、黄连 60 克、黄芩 120 克。

瘀血，表现为眩晕头痛，痛如针刺而固定，舌色紫暗：加桃仁 90 克、红花 90 克、赤芍 90 克、丹参 150 克。

肝火，表现为眩晕而头目胀痛，面红，急躁易怒，胁肋胀痛不舒：加钩藤 90 克、桑叶 150 克、菊花 150 克、石决明 150 克。

19. 中风

中医的中风包括了现代医学所诊断的各类脑血管意外

和一过性脑缺血发作，临床表现为突然发作口眼歪斜、言语不利或失语、肢体偏瘫，严重者可发生意识障碍昏迷。中风发病突然，进展迅速，如范围不大、部位不重要，经及时治疗或可恢复或部分恢复功能。而相当一部分会留有功能障碍的后遗症。中风一般都有其发病基础，从现代医学角度来看主要是三高人群，长期烟酒人群。从中医角度来看，主要好发于痰瘀体质和肝肾不足体质的人群。中风发生后如不注意控制危险因素，仍有可能再次发作，反复发作常严重损害机体功能和生活质量，预后不佳。中风膏方调养的重点在于中风前针对好发人群的体质特点进行干预，中风后遗症期帮助患者进行神经功能缺损的康复，改善生活质量，防止再次中风。

好发人群的预防调养基本方

白芍240克、玄参150克、天冬150克、龙骨180克、牡蛎180克、熟地黄240克、龟甲150克、牛膝150克、当归150克、丹参240克、赤芍90克、桃仁90克、红花90克、天麻150克、钩藤120克、菊花150克、胆南星90克、天竺黄90克、陈皮90克、茯苓150克、竹茹90克。

另：阿胶 200 克、龟甲胶 100 克、西洋参 100 克、铁皮枫斗 20 克、冰糖 150 克、饴糖 150 克，收膏。

中风后遗症期调养基本方

黄芪 300 克、桃仁 90 克、红花 90 克、当归 150 克、赤芍 90 克、地龙 60 克、川牛膝 150 克、三七 60 克、桑枝 120 克、秦艽 120 克、威灵仙 150 克、木瓜 150 克、杜仲 150 克、川断 150 克、狗脊 150 克、仙灵脾 120 克、巴戟天 120 克、桂枝 90 克、知母 60 克。

另：阿胶 250 克、龟甲胶 100 克、人参 150 克、藏红花 20 克、冰糖 150 克、饴糖 150 克，收膏。

加减法

心烦：加栀子 90 克、黄芩 90 克。

头痛： 加羚羊角粉 6 克、石决明 150 克、夏枯草 90 克。

失眠： 加珍珠母 150 克、夜交藤 150 克、酸枣仁 150 克。

口眼歪斜： 南星 120 克、白附子 90 克、全蝎 30 克、僵蚕 60 克。

言语不利： 加远志 60 克、石菖蒲 150 克、郁金 120 克。

便秘： 加火麻仁 150 克、郁李仁 120 克、肉苁蓉 150 克。

大夫贴心提示

中风后遗症在膏方调养的基础上积极开展功能康复锻炼效果更加显著。

20. 肌肉关节酸痛

肌肉关节酸痛是临床上很多疾病共有的主要症状，主要集中在运动神经系统的疾病，最常见的有各类关节炎，关节退行性病变，骨质疏松、骨质增生、颈椎病、腰椎病、肌肉关节的运动损伤、坐骨神经炎等。这些疾病从现代医学的角度来看其病因、发病机制和病理表现各不相同，但是从中医的角度看都具有共同的体质特点和发病演变过程。一般早期多由于邪气侵犯引起，比如风邪、寒邪、湿邪、热邪引起的，反复发作可导致痰瘀产生，阻滞经络关节而加重症状，这些实邪进一步发展则可损伤人体的脏腑气血，尤其是肝肾两脏。所以中后期这部分人群的体质特点是肝肾不足，气血两虚，兼有痰瘀风湿等邪气。这一阶段的膏方调养的重点是补养肝肾，兼顾祛邪。

调养基本方

独活150克、羌活150克、桑寄生300克、秦艽150克、防风120克、当归150克、川芎150克、熟地黄240克、杜仲150克、川断150克、狗脊150克、补骨脂150克、骨碎补150克、仙灵脾150克、巴戟天150克、桂枝90克、茯苓150克、牛膝150克、制半夏90克、制南星90克、黄芪150克、威灵仙150克、乳香60克、没药60克。

另：阿胶200克、龟甲胶100克、人参150克、蛤蚧2对、紫河车60克、冰糖150克、饴糖150克，收膏。

加减法

关节拘挛：加木瓜 150 克、鸡血藤 150 克、地龙 90 克。

关节肿胀变形：加薏苡仁 300 克、萆薢 150 克、桃仁 90 克、红花 90 克。

21. 麻木

麻木是肌肤感觉的异常，分别而言，麻指皮肤肌肉内如有小虫乱爬的感觉，搔按不为之缓解，不痛不痒。木是指肌肤体表感觉减退甚至丧失，对于尖锐物、冷热等刺激的反应减弱，好像不是自己身体的一部分。两者往往相伴出现，以四肢手足最为常见，也可发生于面颊、唇周以及舌部。常见于糖尿病、甲状腺功能减退、类风湿关节炎、硬皮病、多发性大动脉炎、血栓闭塞性脉管炎等疾病。这些疾病的病变过程中都会出现皮肤末梢神经损害，因此引起感觉异常。从中医角度来看，麻木发生的原因主要是气血不足，皮肤肌表的脉络空虚，没有气血的滋养所以产生感觉异常。随着病程的进展，空虚的脉络又容易被风、湿、痰、瘀等邪气占据，更加重了病情。所以麻木症状的膏方调养重点在益气养血，活血化瘀，祛风通络。

调 养 基 本 方

黄芪 300 克、桂枝 120 克、党参 180 克、太子参 150 克、白术 90 克、苍术 90 克、茯苓 150 克、鸡血藤 150 克、当归 240 克、玄参 150 克、丹参 150 克、熟地黄 150 克、生地黄 150 克、白芍 150 克、赤芍 90 克、川芎 90 克、桃仁 90 克、红花 90 克、羌活 90 克、独活 90 克。

另：阿胶 200 克、龟甲胶 100 克、人参 150 克、藏红花 30 克、冰糖 150 克、饴糖 150 克，收膏。

加减法

四肢沉重：加石菖蒲 120 克、柴胡 120 克，白术为 150 克。

肢体浮肿：加大腹皮 120 克、泽兰 120 克。

关节疼痛：加乳香 60 克、没药 60 克。

木重于麻：加制半夏 90 克、制南星 90 克。

唇舌紫暗，下肢皮肤色素沉着：加地龙 90 克。

22. 干燥症

人体与外界接触的皮肤黏膜上都分布有非常丰富的腺体，比如眼部有泪腺，口腔有唾液腺，皮肤上有皮脂腺，这些腺体的重要功能就是分泌液体，保持这些部位的湿润或者防止水分的过度丢失，所以我们平时在正常的环境下不会觉得干燥。此外，这些分泌的液体还有助于局部的清洗，有些甚至具有抗菌活性从而保护口、齿、眼、鼻等部位不受病原菌侵袭。这些腺体的病变和消失则会产生一系列干燥的情况，最常见的是一种叫干燥综合征的疾病，是人体自身免疫分子攻击腺体导致腺体数量减少而发病，表现为严重的眼干、口干，喝水不能缓解，女性还有阴道干涩的情况。干眼症也是较常见的疾病，但干眼症只有眼部的症状，没有其他部位干燥的表现。当然还有一大部分干燥的情况是与日常的一些不良刺激有关，如长期观看电脑屏幕，皮肤经常接触洗涤剂、碱性液体，或者长期暴露在紫外线强烈的环境中，过量的烟酒以及咖啡这样比较香燥的饮料都可以造成干燥的产生。引起干燥的中医体质问题主要是阴虚，津液不足，而津液的生成又与气的关系十分密切，所以对于干燥的膏方调养不仅要养阴润燥，还要益气生津。

调 养 基 本 方

南沙参150克、北沙参150克、天冬150克、麦冬150克、生地黄150克、熟地黄150克、玉竹150克、黄精150克、太子参150克、党参150克、淮山药150克、女贞子150克、旱莲草150克、桑葚子150克、枸杞150克、天花粉150克、玄参150克、肉桂30克、白术90克、葛根150克、砂仁60克、白豆蔻60克。

另：阿胶150克、龟甲胶150克、西洋参150克、铁皮枫斗30克、冰糖150克、饴糖150克，收膏。

加减法

眼干明显：加菊花150克、青葙子150克、木贼150克。

牙龈、鼻腔出血：加牡丹皮90克、黄连60克。

口苦心烦：加石膏300克、知母150克。

唇舌紫暗，皮肤如鱼鳞状：加桃仁90克、牡丹皮90克、赤芍90克。

23. 小便不利

小便不利是指排尿不畅，表现为排尿等待时间长，尿流细而慢，甚至点滴而出，还会出现排尿中断，排尿费力，尿后有淋漓不尽的感觉等障碍，因而小便次数多，特别夜间明显增多，容易发生尿路感染、尿潴留、尿失禁等。最常见于中老年男性前列腺肥大，其他还可见于脊髓神经病变、膀胱括约肌痉挛、神经性尿闭等疾病。发生小便不利的主要体质问题是脾肾阳虚，导致人体内水液运行的障碍和膀胱气化的障碍。就好比老旧的水龙头，关不紧老是漏水，但开也开不通畅，水流很小。所以我们调养的目的在于补益脾肾，温阳化气。

调 养 基 本 方

黄芪240克、党参180克、白术150克、熟地黄240克、淮山药150克、山茱萸120克、牛膝150克、车前子150克、仙灵脾150克、巴戟天150克、补骨脂150克、仙茅150克、杜仲150克、枸杞150克、肉桂60克、猪苓150克、茯苓150克、泽兰150克、桑白皮150克、栀子90克、当归150克、升麻90克、桔梗60克、陈皮90克。

> 另：阿胶 100 克、鹿角胶 100 克、龟甲胶 100 克、人参 150 克、蛤蚧 2 对、紫河车 60 克、冰糖 150 克、饴糖 150 克。

加减法

夜尿频： 加台乌药 150 克、益智仁 150 克。

小便中断： 加滑石 150 克、柴胡 120 克、沉香（或降香）60 克。

小腹会阴胀痛： 加蒲黄 150 克、桃仁 90 克、琥珀 60 克（研粉）。

伴尿路结石： 加金钱草 150 克、鸡内金 150 克、海金沙 150 克。

偶有血尿者： 加三七粉 60 克。

大夫贴心提示

尿路器质性的改变如各种原因（尿路损伤、肿瘤占位压迫）造成的尿路狭窄、梗阻也会出现排尿不畅。比较特殊的是妊娠后期子宫压迫尿路导致的排尿不畅。这些情况主要以改善梗阻压迫为主，膏方调理不是主要措施。

24. 尿路感染

尿路感染以急性发作尿频、尿急和尿痛为典型的临床表现，可伴有尿液性状的改变如血尿，尿液浑浊，甚至有时可见沉渣。一般单纯性的尿路感染比较容易治疗，经短程的抗生素治疗后都能痊愈。但是某些体质较差的患者，或者初次治疗不正规的患者，还有会阴部生理卫生状况较差（比如妇科炎症、内裤更换不勤，不洁性交等）的患者，另外老年女性因为雌激素下降导致阴道局部生态改变者，这些都可导致尿路感染的慢性化和反复发作。慢性化是指尿路感染症状不像急性发作那样典型剧烈，便意频频，尿急尿痛不是特别明显，多伴有小腹坠胀、腰酸等不适症状，持续时间较长，尿常规可以是阴性的，中段尿培养检查往往找不到细菌。遇有疲劳、着凉或者去过公共浴室、泳池后特别容易加重复发。这种状态是非常影响生活质量的，此时采用膏方调养较为理想。慢性尿路感染和反复尿路感染的人群其体质特征是正气不足，肾气亏虚，导致下元不固，容易导致外邪侵犯，所以调养的重点在补肾益气。

调养基本方

黄芪300克、党参150克、太子参150克、淮山药300克、茯苓150克、泽泻90克、熟地黄240克、山茱萸120克、杜仲150克、牛膝150克、仙灵脾150克、巴戟天150克、菟丝子150克、肉苁蓉150克、栀子90克、萹蓄120克、滑石150克、瞿麦150克、桃仁90克。

另：阿胶150克、龟甲胶150克、西洋参150克、蛤蚧2对、冰糖150克、饴糖150克，收膏。

加减法

腰酸：加川断150克、桑寄生150克。

尿液不清澈：加萆薢150克、石菖蒲150克。

小腹坠胀：加升麻90克、柴胡90克。

尿路有结石者：加海金沙120克、金钱草120克、鸡内金120克、石韦120克。

大夫贴心提示

除了单纯性尿路感染还有一种类型称为复杂性尿路感染，是指尿路系统存在解剖或功能异常（如梗阻、结石等）或有肾外伴发病（如糖尿病）时发生的尿路感染，这种尿路感染也是容易形成慢性过程和反复发作的。如果是这种情况，欲行膏方调理时请在专业人员的指导下进行。

25. 阳痿

阳痿是指阴茎不能正常勃起或虽能勃起但不能完成性生活的一种病态。除少数原发性（即从未有过阴茎勃起及射精，多为青春期前性功能减退）大多数都是有原因可寻的。一般在青壮年多由于性生活不节制，纵欲太过，在中年大多由于生活工作压力较大，劳心劳力所致。而从生理角度来看大多数男性的性活跃期在 18 岁至 40 岁左右，之后性功能便开始下降，《黄帝内经》就认为男子"五八（四十岁），肾气衰"，讲的也就是这个现象。阳痿还与心理精神因素关系很大，如焦虑抑郁状态，或多次性生活不成功后产生的自卑恐惧都可导致性功能的障碍。而还有一部分是由明确的器质性疾病所致的，如甲状腺、垂体、肾上腺、睾丸的变病导致性腺轴的异常，糖尿病、高血压、高脂血症等导致的动脉粥样硬化影响到阴茎海绵体的血供等。从中医角度来看阳痿最主要的体质问题是肾精亏耗，肾气不足，所以一般都有乏力疲劳，精神委顿，面色无光泽或黧黑，腰膝酸软，头晕耳鸣，遗精早泄等症状。如阳痿伴有少腹会阴隐隐胀痛，阴囊湿痒臊臭，小便黄浊，这大多是生殖泌尿系统的炎症所致，这种情况不宜使用膏方调治。

调养基本方

熟地黄 240 克、淮山药 120 克、山茱萸 120 克、菟丝子 150 克、枸杞 150 克、牛膝 150 克、仙灵脾 150 克、巴戟天 150 克、补骨脂 150 克、肉苁蓉 150 克、蛇床子 150 克、川断 150 克、杜仲 150 克、韭菜子 150 克、紫石英 300 克、阳起石 300 克、黄芪 150 克、当归 150 克、砂仁 60 克、陈皮 90 克。

另：阿胶 100 克、鹿角胶 100 克、龟甲胶 100 克、蛤蚧 2 对、海马 2 对、冰糖 150 克、饴糖 150 克，收膏。

加减法

心烦失眠：加酸枣仁 150 克（打碎），远志 60 克。

情志不畅，心理阴影重者：加升麻 90 克、柴胡 150 克、川芎 90 克、香附 90 克。

舌色紫黯或伴有高血压、高血糖、高血脂者：加桃仁 120 克、红花 120 克。

遗精：加桑螵蛸 90 克、金樱子 150 克。

阳虚者：加附子 90 克、肉桂 60 克。

阴虚者：加知母 120 克、黄柏 90 克，去鹿角胶，阿胶改为 150 克、龟甲胶改为 150 克。

大夫贴心提示

阳痿大多是躯体生理因素和精神心理因素共同导致，所以服用膏方调养的同时应配合心理疏导，心理治疗，效果更佳。

26. 遗精

遗精是指不因性生活或手淫刺激而自行流出精液的现象。成年男子无性生活者每个月遗精 1～2 次属于正常的，中医认为这是"精满自溢"。但是，如果次数过多，伴有头晕耳鸣、腰酸乏力等不适者则属于病态。一般在睡梦中发生的称为梦遗，在清醒时发生的称为滑精。因为中医认为男子的精液是储存在肾脏中的，所以遗精多与肾虚不能固摄有关。一般见于两种体质：

一种是肾阳虚，下元虚寒，不能固守。

一种是肾阴虚而生虚火，虚火扰动使肾气不能固守。

肾脏如同一个储存精液的容器，如果开关老化关不紧了容易漏，同样经常去拨弄开关也容易导致外漏。前者相当于肾阳虚不固，后者相当于肾阴虚火旺。所以膏方调养时应分辨两种体质进行。一般肾阳虚体质多见频频梦遗，甚则滑精，怕冷，四肢手足不温，夜尿多，小便清长或余沥不尽，面色白而无光泽。肾阴虚多见失眠多梦，梦则遗精，腰膝酸软，头晕耳鸣，心烦口干，形体偏瘦，或自觉身热，舌红。

肾阳虚调养基本方

附子90克、肉桂60克、熟地黄240克、山药120克、山茱萸120克、枸杞150克、当归150克、菟丝子150克、杜仲150克、仙灵脾

150 克、巴戟天 150 克、龙骨 240 克、牡蛎 240 克、金樱子 150 克、五味子 90 克、桑螵蛸 90 克、芡实 150 克。

另：阿胶 100 克、鹿角胶 100 克、龟甲胶 100 克、蛤蚧 2 对，人参 150 克、海马 2 对，冰糖 150 克、饴糖 150 克，收膏。

肾阴虚调养基本方

黄连 60 克、生地黄 150 克、当归 150 克、酸枣仁 150 克、茯神 150 克、远志 60 克、莲子肉 150 克、天冬 150 克、熟地黄 150 克、山茱萸 120 克、枸杞 150 克、潼蒺藜 150 克、龙骨 240 克、牡蛎 240 克、女贞子 150 克、桑葚子 150 克、墨旱莲 150 克、知母 90 克、黄柏 90 克。

另：阿胶 150 克、龟甲胶 150 克、西洋参 150 克、铁皮枫斗 20 克、冰糖 150 克、饴糖 150 克，收膏。

大夫贴心提示

遗精除了服药调养外，养成良好的生活习惯，保持顺畅的心情也很重要。生活中应避免过度紧张疲劳的脑力活动，缓解精神压力和思想负担。树立正常的性观念，调养心神，排出妄念，戒除手淫等不良嗜好。

27. 耳鸣

耳鸣是听觉异常的一种，以自觉耳内鸣响，如闻蝉声或潮声，或细或亮，妨碍听力。有的可伴有或渐渐出现听力减弱，甚至发展为耳聋。造成耳鸣最主要的原因是肾虚，按照中医理论，肾开窍于耳，肾虚则肾中精气不足，不能上注于耳所以发生耳鸣。在老年人多因年老体衰，久病多病所致；而在青壮年则多因操劳过度，殚精竭虑，或房事不节，纵欲太过，或生活不规律经常熬夜所致。肾虚耳鸣的特点是声细而低，如蚊蝇嗡嗡作响，来势较缓，病程较长，时轻时重，休息则减，烦劳则重。这类耳鸣调养以补肾填精为主。除此之外，肝火、风热、痰火也可导致耳鸣，其特点是来势急，病程短，耳鸣声响如潮或如蛙鸣，声音高亮，多伴头痛、恶心、胸胁胀痛，口苦咽干等实证表现，一般解除病因，辨证治疗即可，无需膏方调养。

调养基本方

熟地黄 240 克、山茱萸 120 克、淮山药 120 克、茯苓 150 克、女贞子 150 克、桑葚子 150 克、杜仲 150 克、肉苁蓉 150 克、补骨脂 150 克、枸杞 150 克、黄精 150 克、牡丹皮 90 克、泽泻 90 克、煅磁石 300 克、五味子 120 克、远志 60 克、石菖蒲 150 克、葛根 150 克、桃仁 90 克、川芎 90 克。

另：阿胶 150 克、龟甲胶 150 克、人参 150 克、蛤蚧 2 对、铁皮枫斗 20 克、紫河车 60 克、冰糖 150 克、饴糖 150 克，收膏。

加减法

伴眩晕：加天麻 150 克、钩藤 120 克、桑叶 150 克、菊花 150 克。

伴腰膝酸软：加川断 150 克、狗脊 150 克。

伴失眠：加酸枣仁 150 克、珍珠母 300 克。

伴心烦急躁：加栀子 90 克、龙胆草 90 克。

伴健忘：加益智仁 150 克、龙眼肉 150 克。

28. 皮肤过敏

皮肤是我们身体上最容易过敏的部位，因为它与外界环境接触得最多，最容易受到环境中各种过敏源的刺激，还有的对自身的汗液、气温变化等也非常敏感。过敏的主要表现是发出各种皮疹，常见的有红色细小颗粒状的丘疹，块状的高出皮肤的风疹，有液体渗出的湿疹等，通常都会伴有瘙痒、脱屑等改变。皮肤过敏的临床过程的特点是突然发作，扩展迅速，常可融合成大片，也有的呈游走性分布，即此消彼长。中医从这些症候特点来认识，认为发作的时候主要是风邪主导，但又不仅仅限于外风，人体体质因素是发生过敏的内在因素，也起重要作用。这些内在的体质因素主要是血中有伏热，脾胃有湿，易在外风诱发下互相作用产生各种皮肤症状。所以发作时以驱风透邪为主，平时调养以凉血活血，健脾除湿为主，兼顾风邪。

调 养 基 本 方

生地黄 150 克、水牛角 300 克、牡丹皮 120 克、赤芍 120 克、白芍 120 克、当归 150 克、玄参 150 克、紫草 120 克、蝉蜕 90 克、荆芥 90 克、防风 90 克、白术 120 克、黄芪 120 克、苦参 90

克、苍术 90 克、地肤子 150 克、白鲜皮 150 克、蔓荆子 90 克、菊花 150 克。

另：阿胶 150 克、龟甲胶 150 克、西洋参 150 克、铁皮枫斗 30 克、冰糖 150 克、饴糖 150 克，收膏。

加减法

大便秘结： 加火麻仁 150 克、瓜蒌仁 150 克。

大便偏稀或容易腹泻者： 减生地黄、玄参各 90 克。

发作与月经有关： 加柴胡 120 克、黄芩 90 克、凌霄花 120 克、王不留行 120 克。

伴四肢或面目浮肿： 加带皮茯苓 150 克、大腹皮 150 克。

劳累后易发作： 加仙灵脾 150 克、巴戟天 150 克、淮山药 150 克、枸杞 150 克。

29. 月经不调

月经是女性特有的生理现象，是体内性激素周期性变化而产生的子宫内膜出血。一般 28 天为一个周期，经期 3 ~ 7 天，出血量约 50 毫升，月经周期，经期或经量的异常统称为月经不调。月经不调的原因很多，一部分是器质性疾病所致，如生殖道的感染，卵巢囊肿、多囊卵巢综合征、子宫肌瘤等，所以出现月经不调时应做一些相关检查，排查一下是否有器质性问题。还有相当一大部分是功能性的，往往和情绪异常，不合理饮食（嗜食生冷、辛辣，烟酒），过度减肥，熬夜，生物钟紊乱，冬天衣着单薄等因素有关。

月经不调的临床表现多种多样，主要表现为周期、经期和经量三个方面的异常。

＊ 周期可以是延长或提前，或者忽前忽后无规律可循。

＊ 经期可表现为太短，一两天即净，或过长，十日方净，甚至有的淋漓不尽可延续至下个周期。

＊ 经量的异常可表现为过多或过少，常伴有经血性状的改变，如色暗、色紫、色黑、色淡，质地黏稠或血块增多。

虽然月经不调其表现比较复杂，但是在家庭自我膏方调养时只要抓住寒、热、虚、实这四个最基本的体质问题一般都能取得比较良好的效果。

✳ 寒性体质：主要表现为月经延后，经量偏少，色紫，小腹冷痛或掣痛，还可伴有怕冷、四肢不温等全身表现。

✳ 热性体质：主要表现为月经提前，经量一般较多，颜色鲜红，如果火热较重，耗伤阴血则可表现为经量少而黏稠，色黑，这就是傅青主所说的："先期而量多者，是火旺而水不亏；先期而少者，是火旺而水亦亏。"

✳ 虚，主要指血虚体质：一般多见周期延后，经量少而色淡，经期短。常伴有头晕乏力，心悸失眠，脸色苍白，口唇淡红等。因为肾中"天癸"是调节月经的重要物质，所以血虚进一步可以发展为肾虚，这时月经周期还可能变得不稳定，或提前或延后不规律，经量少，而淋漓不净，经期反而延长。此时加用补肾药效果更显著。

✳ 实，主要是指血瘀体质：一般以延后多见，经量偏少且色暗而质黏稠，血块明显增多，行经腹痛明显。血瘀与气滞常互相影响，如有腹胀、胸闷、经行乳房胀痛等是合并气滞，需要加用行气的药物。

寒 性 体 质 调 养 基 本 方

当归 150 克、熟地黄 150 克、白芍 90 克、赤芍 90 克、川芎 120 克、党参 150 克、桂枝 90 克、肉桂 60 克、吴茱萸 60 克、生姜 90 克、炙甘草 90 克、法半夏 90 克、麦冬 90 克、牡丹皮 90 克、艾叶 90 克、紫石英 300 克、仙茅 90 克、仙灵脾 90 克。

另：阿胶 300 克、生晒参 150 克、紫河车 60 克、藏红花 20 克、冰糖 150 克、饴糖 150 克，收膏。

热 性 体 质 调 养 基 本 方

当归 150 克、生地黄 150 克、白芍 150 克、川芎 90 克、玄参 150 克、麦冬 150 克、地骨皮 120 克、黄芩 90 克、地榆 120 克、女贞子 150 克、墨旱莲 150 克、桑叶 90 克、茜草 90 克、大蓟 90 克、小蓟 90 克、槐花 90 克、紫草 90 克、仙鹤草 120 克。

另：阿胶 150 克、龟甲胶 150 克、西洋参 150 克、紫河车 60 克、冰糖 150 克、饴糖 150 克，收膏。

虚 性 体 质 调 养 基 本 方

当归 180 克、熟地黄 240 克、白芍 150 克、川芎 90 克、丹参 150 克、黄精 150 克、鸡血藤 150 克、枸杞 150 克、桑葚 150 克、仙灵脾 90 克、巴戟天 90 克、杜仲 150 克、益母草 150 克、怀牛膝 150 克、黄芪 150 克、党参 150 克、菟丝子 150 克、肉苁蓉 150 克、砂仁 60 克、白豆蔻 60 克。

另：阿胶 100 克、鹿角胶 100 克、龟甲胶 100 克、生晒参 150 克、紫河车 60 克、藏红花 20 克、冰糖 150 克、饴糖 150 克，收膏。

实 性 体 质 调 养 基 本 方

当归 150 克、熟地黄 120 克、生地黄 120 克、白芍 90 克、赤芍 90 克、川芎 150 克、柴胡 90 克、枳壳 90 克、丹参 150 克、鸡血藤 150 克、香附 90 克、木香 90 克、桃仁 90 克、牡丹皮 90 克、鸡内金 150 克、茜草 90 克、桂枝 90 克、泽兰 120 克、益母草 150 克、川牛膝 150 克、莪术 90 克。

> 另：阿胶 200 克、鳖甲胶 100 克、生晒参 100 克、藏红花 20 克、冰糖 150 克、饴糖 150 克，收膏。

30. 痛经

痛经是育龄期妇女经常要经历的一种不适，发生于行经前后的下腹部疼痛。一般以行经第一天最为剧烈，疼痛性质为痉挛性或胀痛，可反射至腰骶部或大腿内侧。此外可伴有腰酸、腹部坠胀感、恶心、头晕、乏力，面色苍白、冷汗等不适，甚者可发生晕厥，非常影响工作生活。有部分患者婚后可明显缓解。一般大多数痛经者其盆腔生殖器官没有器质性病变，我们称之为原发性痛经；如有生殖器官问题者则称为继发性痛经。临床上大约 90% 属于原发性痛经，膏方调养主要针对这部分人群。从中医角度来看痛经主要是月经来潮时子宫血脉不通，经血不能顺畅排出因而引起疼痛。那么造成不通的主要原因有 3 种：分别是气滞、血瘀、寒凝，这三者往往又是合并兼见，互相影响的。故而膏方调养应以温阳散寒、理气活血为主。

基 本 调 养 方

当归 150 克、熟地黄 150 克、白芍 90 克、赤芍 90 克、桂枝 90 克、吴茱萸 60 克、川芎 120 克、生姜 90 克、半夏 90 克、牡丹皮 90 克、炙甘草 90 克、艾叶 90 克、蒲黄 90 克、五灵脂 90 克、延胡索 90 克、乳香 60 克、没药 60 克、仙灵脾 120 克、补骨脂 120 克、巴戟天 120 克、小茴香 60 克、知母 60 克。

另：阿胶 300 克、藏红花 20 克、生晒参 150 克、紫河车 60 克、冰糖 150 克、饴糖 150 克，收膏。

加减法

腰酸：加杜仲 150 克、川断 150 克。

阳虚：加附子 60 克、鹿角片 90 克。

气虚血弱，面色苍白、唇色淡红：加黄芪 150 克、党参 150 克。

小腹坠胀：加升麻 90 克、柴胡 90 克。

31. 白带增多

　　白带是由阴道、宫颈及子宫内膜腺体分泌物的混合液，正常情况下其性状随着月经周期发生变化，在月经中期时量增多，透明似蛋清，之后逐渐变少变稠，至行经前后量又增多。白带增多可由各种病原微生物感染引起，常见的有细菌、真菌、滴虫，这些称为炎性白带，一般有比较特征性的表现，如真菌感染引起的白带呈豆腐渣样，滴虫感染呈黄绿色、脓泡沫状，有臭味，灰白色稀薄的有鱼腥臭味时则为细菌性的。除此之外，还有相当一部分属于非炎性白带，一般量多，质地清稀，各种检查化验都无异常。白带增多时还常伴有少腹胀痛、腰酸、乏力、大便不实、外阴瘙痒等。中医认为白带增多是湿浊下流的表现，而湿浊下流又是因为脾气虚不能将饮食中的精华上输到心肺变生血液（中医的生血理论）反而下渗则为白带。所以调养重点在健脾化湿。

调 养 基 本 方

　　党参150克、太子参150克、苍术90克、白术90克、茯苓150克、炙甘草90克、白芍150克、陈皮90克、柴胡90克、荆芥炭90克、车前子 120 克、厚朴 90 克、薏苡仁 150 克、芡实 90 克、金樱子 150 克、菟丝子 150 克、淮山药 150 克、白扁豆 150 克、椿根皮 150 克、鸡内金 120 克、煅龙骨 150 克、煅牡蛎 150 克

另：阿胶 200 克、龟甲胶 100 克、生晒参 150 克、蛤蚧 2 对、冰糖 150 克、饴糖 150 克，收膏。

加减法

腰酸： 加杜仲 150 克、川断 150 克。

腹胀： 加小茴香 60 克、延胡索 120 克。

阴部瘙痒： 加蛇床子 90 克、百部 90 克。

白带黄白相间： 加红藤 150 克、败酱草 150 克、蒲公英 150 克、紫花地丁 150 克。

炎性白带： 去龙骨、牡蛎、荆芥炭，加苦参 150 克、黄柏 90 克、野菊花 120 克、土茯苓 150 克。

大夫贴心提示

炎性白带的治疗应去正规医疗机构规范治疗，初次治疗不正规或治愈后不注意个人卫生以及性生活不洁容易反复发作。反复发作者可进行膏方调理，但需先控制炎症，待白带基本变清后再服用。如发现血性白带，应先积极查找原因，排出妇科肿瘤，再决定是否需要膏方调养。

32. 更年期综合征

更年期综合征，现在更规范的名词应该是绝经期综合征或围绝经期综合征，是指女性绝经前后出现性激素波动或减少所致的一系列躯体反应及精神心理状态的改变，这些改变常涉及人体的多个系统，影响面非常广泛。最主要的表现有潮热汗出，心悸胸闷，头晕头痛，月经紊乱，易发生阴道炎和尿路感染，骨质疏松，关节酸痛，肌肉乏力，皮肤干燥，弹性减退，另外精神情绪上也容易波动，烦躁易怒，或抑郁低落，焦虑不安，失眠多梦，记忆力减退。中医理论认为女性每七岁为一个生理阶段，第七个阶段，也就是 49 岁左右便出现了"天癸竭"的生理衰退，天癸我们之前介绍过是藏于肾中的先天精气，随着年龄的增长、肾气的衰退而慢慢地耗竭。另一方面，女性一生的月经、怀孕、分娩、哺乳都需要消耗阴血来完成，所以最易造成阴血不足而出现绝经。所以更年期最根本的体质问题是肾精亏耗，阴血不足，膏方调养应益肾填精，补血养阴。

调养基本方

当归150克、生地黄150克、熟地黄150克、枸杞150克、菊花90克、肉苁蓉150克、知母90克、黄柏90克、黄芩90克、淮小麦120克、川芎90克、丹参150克、赤芍90克、党参150克、黄芪150克、仙灵脾150克、巴戟天150克、女贞子150克、墨旱莲150克、桑葚子150克、砂仁60克、白豆蔻60克。

另：阿胶100克、鹿角胶100克、龟甲胶100克、铁皮枫斗30克、紫河车60克、蛤士蟆60克、冰糖150克、饴糖150克，收膏。

加减法

潮热明显：加青蒿90克、胡黄连120克、银柴胡

120 克。

口干明显：加麦冬 150 克、天花粉 150 克。

心悸明显：加龙骨 150 克、牡蛎 150 克。

汗多：加麻黄根 150 克、糯稻根 150 克、碧桃干 150 克。

带下多：加乌贼骨 150 克、茜草 120 克。

心烦易怒明显：加郁金 150 克、栀子 90 克。

失眠：加酸枣仁 150 克、柏子仁 150 克。

四、延缓衰老

　　衰老是人体不可避免的一个生理过程，在这个过程中人体各种机能出现退化，从而出现一系列的不适感和心理上的不适应，导致生活质量的下降。这种退化涉及人体所有系统，只是对于某个个体来说，某一个或某几个方面特别突出。那么在这个阶段我们可以做的就是通过一些外加的手段干预延缓这一过程，使人体剩余的功能储备更加有效地发挥，进而改善这一阶段的生活质量。衰老中的表现是多种多样的，几乎每个系统都会出现问题，如果头痛医头脚痛医脚地去调理显然是不合理的。所以应该抓住衰老的本质去养生保健。根据中医理论，衰老本质就是先天精气的慢慢耗竭，后天精气的补充不足。先天后天精气共同储存于肾中，在生理过程中两者其实是不可分割的整体，所以统称肾精。衰老的本质就是肾精不足，肾精亏耗。补肾填精是抗衰老的核心治法。

调 养 基 本 方

熟地黄 120 克、生地黄 120 克、淮山药 120 克、山茱萸 120 克、黄精 120 克、玉竹 120 克、天冬 120 克、枸杞 120 克、杜仲 120 克、川断 120 克、女贞子 120 克、桑葚子 120 克、仙灵脾 90 克、巴戟天 90 克、补骨脂 90 克、菟丝子 90 克、肉苁蓉 90 克、知母 60 克、牡丹皮 90 克、白豆蔻 60 克、砂仁 60 克。

另：阿胶 100 克、鹿角胶 100 克、龟甲胶 100 克、生晒参 150 克、蛤蚧 2 对、铁皮枫斗 20 克、紫河车 60 克、冰糖 150 克、饴糖 150 克，收膏。

五、美容

1. 养颜

人的容颜主要与气血有关，是气血旺盛荣光外露的表现。当然因为体质和环境因素的不同，人的肤色各有不同，或偏黄或偏白或偏黑或偏红或偏青，但无论是怎样的肤色都应该是有光泽、含蓄和润的，这就是气血的作用，所以我们平常会有气色、血色的说法是很有道理的。操劳过度，失眠多梦，脾胃虚弱，营养不良，久病大病，慢性失血都会造成气血耗伤，反映在面部就会出现面色萎黄、暗无光泽的表现。而女性成年后月经、妊娠、分娩、哺乳等生理过程都需要消耗气血，所以特别容易面色变差，影响自身形象和自信心。整体面色暗淡的情况下还会伴有局部的色素沉着，这就是黄褐斑，中医理论认为这主要是血行不畅、局部瘀滞所致。所以养颜膏方调养主要法则是益气生血，养血活血。

调 养 基 本 方

当归 180 克、党参 150 克、丹参 150 克、黄芪 150 克、熟地黄 150 克、生地黄 150 克、川芎 90 克、白芍 150 克、赤芍 90 克、白芷 120 克、桃仁 90 克、郁金 90 克、葛根 150 克、浮萍 90 克、鸡血藤 150 克、益母草 150 克、桂枝 90 克、凌霄花 120 克。

另：阿胶 300 克、龟甲胶 100 克、生晒参 150 克、藏红花 30 克、冰糖 150 克、饴糖 150 克，收膏。

加减法

皮肤干燥： 加天冬 150 克、麦冬 150 克、黄精 150 克、玉竹 150 克。

皮肤油腻： 加荷叶 120 克、决明子 120 克、天葵子 90 克、冬葵子 90 克。

伴痤疮： 加银花 150 克、连翘 150 克、枇杷叶 90 克、苦参 90 克。

伴黑眼圈： 加泽兰 150 克、牛膝 150 克、仙灵脾 120 克、巴戟天 120 克。

2. 脱发（附头发早白）

正常情况下人的头发会有一定量的脱落，但是同时还有相当数量的新发生出，这样就保持平衡，而病理状态下是脱发的程度远远高于生发的速度，造成头发稀疏、谢顶等影响美观的情况。引起脱发的原因很多，其中最常见的是脂溢性脱发，通常表现为头皮油亮，头发干燥，头屑多，时有瘙痒，一般多从前额发际开始脱落，最终形成秃顶，但女性形成秃顶很少，以头发稀少，暴露头皮为主。另外，精神压力，营养不良，内分泌紊乱（如女性产后、更年期）等也是脱发常见的原因。而有些脱发是受外部一些不良因素干预导致的比如接触放射性物质，各种头皮毛发的病原微生物感染，化疗药物治疗等。这几种情况解除病因是最主要的措施。中医认为头发的生长与肝肾关系密切，肝藏血，而发为血之余，血旺则发亦旺。又认为肾脏其华在发，也就是头发是肾脏精气的反应，精足则发充，精衰则发少。所以脱发最根本的体质因素是肝肾精血不足，同时可伴有肝郁、血瘀、湿热等兼证。

调 养 基 本 方

制何首乌150克、茯苓150克、牛膝150克、当归240克、枸杞150克、菟丝子150克、肉苁蓉150克、桑葚150克、桑寄生150克、桑叶90克、熟地黄240克、川芎90克、白芷90克、女贞子150克、墨旱莲150克、丹参150克、桃仁90克、牡丹皮90克、枇杷叶90克、黄芪90克。

另：阿胶200克、龟甲胶100克、西洋参150克、蛤蚧2对、紫河车60克、铁皮枫斗20克、冰糖150克、饴糖150克，收膏。

加减法

精神紧张，工作压力大：加柴胡90克、香附60克、白芍150克。

头皮瘙痒：加地肤子150克、白鲜皮150克。

头皮油腻: 加山楂 150 克、生侧柏叶 120 克、龙胆草 90 克、茵陈 90 克。

大夫贴心提示

脱发日常养护也很重要,应避免过于碱性的液体洗发,不要经常烫发染发,洗发也不宜太勤。3 天一次即可。饮食方面以清淡为主,忌食高热量和刺激性食物如油炸食品、辣椒、烟酒、咖啡等。作息一定要早睡早起,不能熬夜以及过度疲劳。

何首乌是治疗脱发、白发的著名药物,但按《药典》的规范每日用量不应超过 15 克,本品长期大量使用可能出现肾脏毒性,不可盲目加量,不可长期服用。

附:头发早白

头发变白是因为其中的黑色素颗粒的减少,酪氨酸酶是合成黑色素的关键物质,一般 40 岁以后便开始渐渐地减少。所以理论上 40 岁即可出现白发,但这时的量不会很多,直到 60 岁后明显增多。40 岁之前出现较多白发,除了先天遗传性因素外(比如遗传性酪氨酸酶缺乏症),大多数与过度劳累(尤其是长期过度的脑力劳动）、营养不良和精神心理有关。现代社会的营养不良大多数是由于饮食习惯不良、偏食造成了合成头发黑色素所需的一些物质如铜、铁等微量元素、B族维生素、酪氨酸的缺乏，而非糖、脂肪、蛋白质这些基本的营养要素缺乏。精神因素主要是极度的紧张、焦虑（比如历史上的伍子胥因为被困昭关一夜须发皆白），巨大的心灵创伤等。从中医角度来看，脱发和白发的中医机理基本相同，所以调养可以在脱发的基本方上加大黄芪的用量至150克，再加入党参150克、太子参150克等药味加强补气效果。如果不是阴虚火热体质者，还可加入鹿角胶100克，西洋参可改用生晒参。头发早白膏方调养的同时应该在饮食上适当增加含有铜、铁等微量元素、B族维生素以及含酪氨酸丰富的食物的摄入。

＊ 含铁量较多的有动物肝脏、蛋类、黑木耳、海带、大豆、黑芝麻。

＊ 含铜较多的有动物肝和肾、虾蟹类、坚果。

＊ 富含酪氨酸的主要是鸡肉、牛肉、猪肉和鱼肉。

＊ B族维生素多存在于谷类、豆类、蛋奶和有叶蔬菜中。

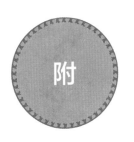

本书所涉中药的性味表

阿胶	性平，味甘。
艾叶	性温，味苦、辛。
巴戟天	性微温，味甘、辛。
白扁豆	性微温，味甘。
白豆蔻	味辛，性温。
白附子	性温，味辛。有小毒，勿过量（每日不超过 10 克），勿久服。
白果	性平，味甘、苦、涩。有小毒，勿过量（每日不超过 10 克），勿久服
白芥子	性温，味辛。
白茅根 （简称茅根）	味甘，性寒。
白芍	性平，味苦。
白术	性温，味苦。
白薇	性寒，味苦、咸。
白鲜皮	性寒，味苦。
白芷	性温，味辛。
百部	性微温，味甘、苦。

百合	性寒，味甘。
柏子仁	性平，味甘。
败酱草	性凉，味辛、苦。
板蓝根	性寒，味苦。
薄荷	性凉，味辛。
萆薢	性平，味苦。
北沙参	性微寒，味甘、微苦。
荜澄茄	性温，味辛。
碧桃干 （又名瘪桃干）	性平，味酸、苦。
萹蓄	性微寒，味苦。
鳖甲	性微寒，味咸。
鳖甲胶	性微寒，味咸。
槟榔	性温，味苦、辛。
补骨脂	性温，味辛、苦。
苍耳子	性温，味辛、苦。
苍术	性温，味辛、苦。
藏红花	性平，味甘。
草果	性温，味辛。
柴胡	性微寒，味苦。
蝉蜕 （又名蝉衣）	性凉，味甘、咸。
车前子	性微寒，味甘。
沉香	性微温，味辛、苦。

陈皮	性温，味辛、苦。
赤芍	性微寒，味苦。
茺蔚子	性微寒，味辛、苦。
楮实子	性寒，味甘。
川贝母 （简称川贝）	性微寒，味苦、甘。
川断 （又名续断）	性微温，味苦、辛。
川楝子	性寒，味苦。有小毒，勿过量（每日不超过 10 克），勿久服。
川芎	性温，味辛。
椿根皮	性寒，苦、涩。
磁石	性寒，味咸。
葱白	性温，味辛。
大腹皮	性微温，味辛。
大蓟	性凉，味甘、苦。
大枣	性温，味甘。
代赭石	性寒，味苦。
丹参	性凉，味苦。
淡竹叶	性寒，味甘、淡。
当归	性温，味甘。
党参	性平，味甘。
地肤子	性寒，味甘、苦。
地骨皮	性寒，味甘。

续表

地龙	性寒，味咸。
地榆	性微寒，味苦、酸、涩。
丁香	性温，味辛。
冬葵子	性寒，味甘。
独活	性微温，味辛、苦。
杜仲	性温，味甘。
煅瓦楞	性平，味咸。
莪术	性温，味辛、苦。
法半夏	性温，味辛。
防风	性温，味甘、辛。
佛手	性温，味辛、苦、酸。
茯苓	性平，味甘。
茯神	性平，味甘。
浮萍	性寒，味辛。
浮小麦	性凉，味甘。
覆盆子	性温，味甘、酸。
甘草	性平，味甘。
甘松	性温，味甘。
干姜	性热，味辛。
高良姜	性热，味辛。
藁本	性温，味辛。
葛根	性凉，味甘、辛。
钩藤	性凉，味甘。
狗脊	性温，味苦、甘。

枸杞	性凉，味甘。
骨碎补	性温，味苦。
瓜蒌皮	性寒，味甘、微苦。
瓜蒌仁	性寒，味甘、微苦。
龟甲	性凉，味甘、咸。
龟甲胶	性平，味甘、咸。
桂枝	性温，味辛、甘。
蛤蚧	性温，味咸。
海金沙	性寒，味甘、咸。
旱莲草 （又名墨旱莲）	性寒，味甘、酸。
诃子 （又名诃黎勒）	性平，味苦、酸、涩。
合欢皮	性平，味甘。
何首乌	性温，味苦、甘、涩。
荷叶	性平，味苦。
核桃仁	性温，味甘。
红参	性温，味甘、微苦。
红花	性温，味辛。
红藤 （又名大血藤）	性平，味苦。
厚朴	性温，味苦、辛。
胡黄连	性寒，味苦。
胡颓叶 （又名胡颓子叶）	性平，味酸。

续表

葫芦巴	性温，味苦。
琥珀	性平、味甘。
滑石	性寒，味甘、淡。
淮山药	性平，味甘。
淮小麦	性平，味甘。
槐花	性微寒，味苦。
黄柏	性寒，味苦。
黄荆子	性温，味辛、苦。
黄精	性平，味甘。
黄连	性寒，味苦。
黄芪	性微温，味甘。可能引起胸闷腹胀。
黄芩	性寒，味苦。
火麻仁（又名麻子仁，简称麻仁）	性平，味甘。
藿香	性微温，味辛。
鸡内金	性平，味甘。
鸡血藤	性温，味苦、甘。
覆盆子	性温，味甘、酸。
僵蚕	性平，味咸、辛。
降香	性温，味辛。
金钱草	性微寒，味甘、咸。
金樱子	性平，味酸、甘、涩。
荆芥	性微温，味辛。
韭菜子	性温，味辛、甘。

桔梗	性平，味苦、辛。
菊花	性微寒，味甘、苦。
决明子	性微寒，味苦、甘。
苦参	性寒，味苦。
款冬花	性温，味辛、微苦。
辣蓼草	性温，味辛。
莱菔子	性平，味甘、辛。
连翘	性微寒，味苦。
莲肉 （又名莲子）	性平，味甘、涩。
凌霄花	性寒，味甘、酸。
羚羊角	性寒，味咸。
龙齿	性凉，味甘、涩。
龙胆草	性寒，味苦。
龙骨	性平，味涩、甘。
龙眼肉	性温，味甘。
芦根	性寒，味甘。
鹿角胶	性温，味甘、咸。
鹿角片	性温，味咸。
绿萼梅	性平，味酸、涩。
麻黄根	性平，味甘、涩。
马勃	性平，味辛。
麦门冬 （简称麦冬）	性微寒，味甘、微苦。

续表

蔓荆子	性微寒，味辛、苦。
没药	性平，味辛、苦。
密蒙花	性微寒，味甘。
牡丹皮 （简称丹皮）	性微寒，味苦、辛。
牡蛎	性微寒，味咸。
木瓜	性温，味酸。
木香	性温，味辛、苦。
木贼	性平，味甘、苦。
南沙参	性凉，味苦。
牛膝	性平，味苦、酸。
糯稻根	性平，味甘。
女贞子	性凉，味甘、苦。
佩兰	性平，味辛。
枇杷叶	性微寒，味苦。
蒲公英	性寒，味苦、甘。
蒲黄	性平，味甘。
前胡	性微寒，味苦、辛。
芡实 （又名鸡头米）	性平，味甘、涩。
茜草	性寒，味苦。
羌活	性温，味辛、苦。
秦艽	性平，味苦、辛。
青蒿	性寒，味苦、辛。

青皮	性温，味苦、辛。
青葙子	性微寒，味苦。
瞿麦	性寒，味苦。
全蝎	性平，味辛。有小毒，勿过量（每日不超过3克），勿久服。
肉苁蓉（简称苁蓉）	性温，味甘、咸。
肉桂	性大热，味辛、甘。
乳香	性温，味辛、苦。
三七（又名参三七、田七）	性温，味甘、微苦。
桑白皮	性寒，味甘。
桑寄生	性平，味苦、甘。
桑螵蛸	性平，味甘、咸。
桑葚子（简称桑葚）	性寒，味甘、酸。
桑叶	性寒，味甘、苦。
砂仁	性温，味辛。
山楂	性微温，味酸、甘。
山茱萸	性微温，味酸、涩。
蛇床子	性温，味辛、苦。
射干	性寒，味苦。
神曲	性微温，味辛、甘。
升麻	性微寒，味辛，微甘。

生侧柏叶	性寒，味苦、涩。
生地黄 （简称生地）	性寒，味甘。
生甘草	性平，味甘。
生姜	性微温，味辛。
生麦芽	性平，味甘。
生晒参	性平，味甘。
石菖蒲 （简称菖蒲）	性微温，味辛、苦。
石膏	性大寒，味甘、辛。
石斛	性微寒，味甘。
石决明	性寒，味咸。
石榴皮	性温，味酸、涩。
石韦	性微寒，味苦、甘。
熟地黄 （简称熟地）	性微温，味甘。
水牛角	性寒，味苦。
酸枣仁 （简称枣仁）	性平，味酸。
太子参	性平，味甘、微苦。
檀香	性温，味辛。
桃仁	性平，味苦、甘。
天门冬 （简称天冬）	性寒，味甘、苦。

天花粉	性微寒，味甘、微苦。
天葵子	性寒，味甘、苦。
天麻	性平，味甘。
天竺黄	性寒，味甘。
铁皮枫斗	微寒，味甘。
葶苈子	性大寒，味辛、苦。
潼蒺藜（又名沙苑蒺藜、沙苑子）	性温，味甘。
土茯苓	性平，味甘、淡。
菟丝子	性平，味辛、甘。
王不留行（简称留行子、王不留）	性平，味苦。
威灵仙	性温，味辛、咸。
乌梅	性平，味酸、涩。
乌药（又称台乌药）	性温，味辛。
乌贼骨（又名海螵蛸）	性微温，味咸、涩。
吴茱萸	性热，味辛、苦。
蜈蚣	性温，味辛。有小毒，勿过量（每日不超过 3 克），勿久服。
五倍子	性寒，味酸、涩。
五灵脂	性温，味咸、甘。
五味子	性温，味酸、甘。

西洋参	性凉，味甘、微苦。
细辛	性温，味辛。
夏枯草	性寒，味辛、苦。
仙鹤草 （又名脱力草）	性平，味苦、涩。
仙灵脾 （又名淫羊藿）	性温，味辛、甘。
仙茅	性热，味辛。
香附	性平，味辛、微苦、微甘。
香橼	性温，味辛、苦、酸。
小茴香	性温，味辛。
小蓟	性凉，味甘、苦。
薤白	性温，味辛、苦。
辛夷	性温，味辛。
杏仁 （又名苦杏仁）	性微温，味苦。有小毒，勿过量（每日不超过10克），勿久服。
玄参 （又名元参）	性微寒，味甘、苦、咸。
旋覆花	性微温，味苦、辛、咸。
延胡索 （又称玄胡索、元胡索，简称：延胡、玄胡、元胡）	性温，味辛、苦。
阳起石	性温，味咸。
野菊花	性微寒，味苦、辛。

野荞麦根 （又名开金锁）	性寒，味酸、苦。
夜交藤 （又名首乌藤）	性平，味甘。
益母草 （又名坤草、 茺蔚草）	性微寒，味苦、辛。
益智仁	性温，味辛。
薏苡仁（又名薏 仁、薏米、米仁）	性凉，味甘、淡。
茵陈	性微寒，味苦、辛。
银柴胡	性微寒，味甘。
金银花 （简称银花）	性寒，味甘。
玉竹	性微寒，味甘。
郁金	性寒，味辛、苦。
郁李仁	性平，味辛、苦、甘。
远志	性温，味辛、苦。
泽兰	性微温，味苦、辛。
泽泻	性寒，味甘、淡。
浙贝母 （简称浙贝）	性寒，味苦。
珍珠母	性寒，味咸。
知母	性寒，味苦、甘。
栀子（又名山栀）	性寒，味苦。

枳壳	性微寒，味苦、酸。
枳实	性微寒，味苦、辛、酸。
制川乌	性热，味辛、苦。
制大黄	性寒，味苦。
制附子	性热，味辛、甘。勿过量（每日不超过 15 克），勿久服。
制南星 （又名制天南星）	性温，味辛、苦。勿过量（每日不超过 15 克），勿久服。
炙甘草	性温，味甘。
麻黄	性温，味辛、苦。
猪苓	性平，味甘、淡。
竹茹	性微寒，味甘。
紫草	性寒，味甘、咸。
紫河车	性温，味甘、咸。
紫花地丁（简称紫地丁、地丁草）	性寒，味苦、辛。
紫石英	性温，味甘。
紫苏（又名苏叶）	性温，味辛。
紫苏子 （简称苏子）	性温，味辛。
紫菀	性温，味苦。

55检